支气管哮喘与慢阻肺
健康指导手册

黄建安　编著

苏州大学出版社

图书在版编目(CIP)数据

支气管哮喘与慢阻肺健康指导手册/黄建安编著
.—苏州：苏州大学出版社,2022.4
ISBN 978-7-5672-3906-7

Ⅰ.①支… Ⅱ.①黄… Ⅲ.①哮喘-诊疗-手册 ②慢
性病-阻塞性肺疾病-诊疗-手册 Ⅳ.①R562.2-62
②R563.9-62

中国版本图书馆 CIP 数据核字(2022)第 039142 号

支气管哮喘与慢阻肺健康指导手册

黄建安　编著

责任编辑　倪　青

助理编辑　郭　佼

苏州大学出版社出版发行
(地址：苏州市十梓街 1 号　邮编：215006)
苏州市越洋印刷有限公司印装
(地址：苏州市吴中区南官渡路 20 号　邮编：215104)

开本 889 mm×1 194 mm　1/24　印张 6.75　字数 135 千
2022 年 4 月第 1 版　2022 年 4 月第 1 次印刷
ISBN 978-7-5672-3906-7　定价：38.00 元

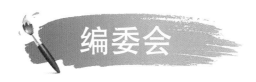

编委会

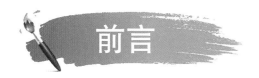

前言

　　支气管哮喘（简称"哮喘"）和慢性阻塞性肺疾病（简称"慢阻肺"）是我国最为常见的慢性气道疾病，也是《"健康中国2030"规划纲要》中提到的须重点防治的疾病。

　　"中国成人肺部健康研究"的结果显示，我国20岁及以上成人哮喘患病率为4.2%，成人患者总数达4 570万；20岁及以上成人的慢阻肺患病率为8.6%，患者人数近1亿。哮喘与慢阻肺已经成为与高血压、糖尿病"并驾齐驱"的重大慢性疾病，相关医疗支出巨大，给社会和无数家庭带来了沉重的经济负担。与此相对的是，公众对常见慢性气道疾病认识的缺乏，20岁及以上哮喘患者中有71.2%从未被医生诊断过，慢阻肺的知晓率及肺功能检查普及率更是极低。这凸显了我国常见慢性气道疾病在规范化诊治道路上面临的突出问题。

　　为加快推进健康苏州建设，构建急慢性疾病区域协同防治体系，苏州市政府印发了《苏州市健康市民"531"行动倍增计划实施方案》，该计划重点关注了当前人群患病率高、综合干预效果好的疾病，其中就包括哮喘和慢阻肺等常见气道疾病，旨在基于区域医疗卫生中心建立区域慢病防治指导中心，联动市民健康管理综合服务平台对相关疾病进行早期识别及健康管理，形成精准的市民健康管理及防病治病的有效供给。

　　为进一步落实"531"行动倍增计划，推动哮喘和慢阻肺等常见慢性气道疾病的规范诊疗和管理，苏州市医学会呼吸病专委会组织了苏州呼吸界相关专家，围绕哮喘和慢阻肺诊治中的一些常见问题撰写了本科普读物，为广大患者释疑、解惑，文中如有不到之处，望批评指正！

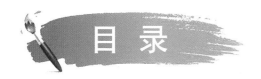

目 录

症状篇

检查篇

治疗篇

目录

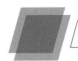

管理篇

第二部分　认识慢阻肺

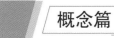

概念篇

病因篇

症状篇

检查篇

治疗篇

管理篇

第一部分

认识哮喘

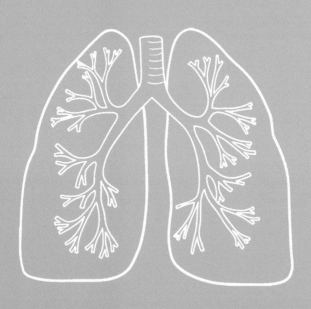

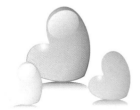

概 念 篇

1　人家都说我这是"支气管炎"，怎么会是哮喘呢？

支气管炎一般是感冒引起的，是一种感染性疾病，发病时间短，可以有咳嗽、咳痰、发热等症状，少有气喘，以抗生素、止咳药等治疗后可以好转，好转后不容易反复。哮喘会反复发作，可以由感冒引起，有的则是接触了过敏原或者刺激性气体所引起的，是一种气道过敏性疾病。典型的哮喘会有气喘，严重者可以听到"拉风箱"的声音。抗生素、止咳药的效果可能差，用沙丁胺醇、茶碱、激素等药物才能缓解症状。

（李宁）

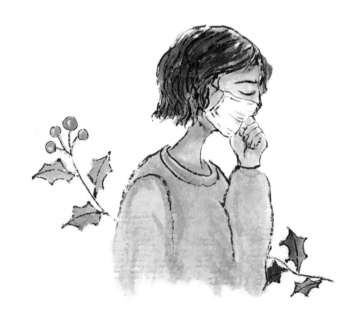

2 哮喘不就是"老慢支"吗？

　　"老慢支"（慢阻肺）和支气管哮喘是两种不同的疾病，但在临床表现上有很多相似的地方，比如均存在咳嗽、气喘等症状。从发病年龄上讲，支气管哮喘多为早年发病（通常在儿童期），而慢阻肺多为中年发病。从症状上分析，哮喘主要是以发作性喘息为主要症状，症状起伏变化大，而慢阻肺患者症状常缓缓进展，咳嗽、喘息常年存在，有加重期。从其他合并病史来看，哮喘患者常伴有过敏史、鼻炎和/或湿疹，部分患者有哮喘家族史，而慢阻肺患者多有长期吸烟史或接触有害气体的病史。从肺功能来看，哮喘患者呈现出可变性气流受限，即支气管舒张试验结果为阳性，而慢阻肺患者表现为持续性气流受限，应用支气管舒张剂后，$FEV_1/FVC < 70\%$，支气管舒张试验结果多为阴性。从胸部影像学来看，哮喘患者 X 射线胸片多无异常表现，而慢阻肺患者的 X 射线胸片可有肺纹理增多、肺气肿改变。从支气管扩张剂反应来看，哮喘患者可自发缓解或对支气管舒张剂有即时反应，而慢阻肺患者对短效支气管舒张剂反应有限。虽然哮喘和慢阻肺不是一回事，但在临床实践中，要明确区分哮喘和慢阻肺，有一定困难，尤其是对于一些中老年患者，而且，临床上的确存在哮喘与慢阻肺重叠的复杂状况，因此，患者需要足够重视，最好到专科就诊。

（李威）

3 我一运动就喘，是运动性哮喘吗？

支气管哮喘有很多类型，其中一种是运动性哮喘。运动性哮喘多由运动诱发，吸入支气管扩张剂可缓解，但是需要和其他运动诱发的气喘进行鉴别，比如慢阻肺、心功能不全。慢阻肺一般老年人多见，和吸烟、吸入有害气体等有关系。患者通常有慢性咳嗽、气喘病史，秋冬季节容易发作，运动后出现气喘，休息后可以缓解。而心功能不全患者一般有基础心脏疾病，比如先天性心脏病、冠心病、风湿性心脏病等，活动耐量下降，所以活动后会出现气喘。当然，还有一部分人是因为缺乏锻炼，身体机能下降，活动后也会出现气喘。

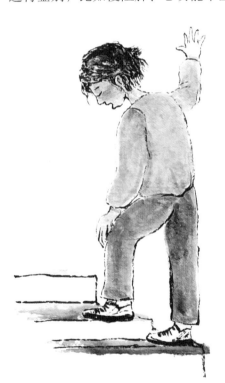

（李宁）

4 我一吃退热药就会发哮喘，是药物过敏吗？

退热药一般是指阿司匹林、对乙酰氨基酚等非甾体类解热镇痛抗炎药，容易诱发哮喘，哮喘也是过敏反应的一种。此类药物过敏一般女性多见。患者用药后半小时至两小时内出现哮喘，可伴有结膜充血、喷嚏、流涕、荨麻疹等皮肤黏膜过敏反应。有这样的情况应立即停用该药物，可以用开瑞坦、氯苯那敏等抗过敏药及支气管扩张药物，严重的应立即就医。

（李宁）

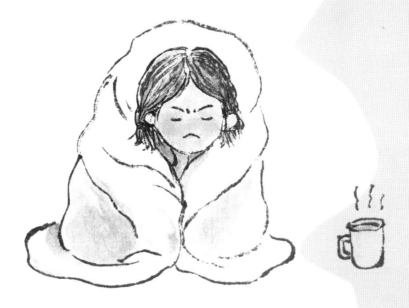

5 我们厂里灰很大，我一进车间就感到胸闷、气短，会是职业性哮喘吗？

　　职业性哮喘通常与工作环境中某些致敏原或者气道刺激物有关，接触高分子致敏原诱发的哮喘通常发病比较慢，从接触过敏原到发病甚至可达数年；而接触气体性过敏原的通常在 24h 内发病，表现为进入工作环境中即出现胸闷、气促，可能还有喷嚏、流涕、眼痒等过敏症状，脱离工作环境后症状可以减轻甚至完全消失。职业性哮喘确诊需要做特异性支气管激发试验，即用疑似过敏原诱发哮喘。治疗方法首先是远离相关环境，同时吸入激素和支气管扩张剂。

（李宁）

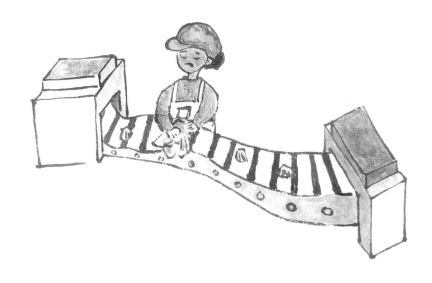

6 我现在患的是哮喘，老了会不会就变成慢阻肺了啊？

　　哮喘控制不好，反复发作，可以引起气道结构改变，引起不可逆的气道狭窄，导致呼吸道永久性的损害。因为通气不好，气体进去之后不能被有效地呼出来，会导致肺气肿。时间长了，肺气肿就会变成慢阻肺，甚至肺心病，再严重就会出现呼吸衰竭、心力衰竭。这个时候治疗效果往往就不好了，所以哮喘患者一定要及早治疗。

（都雪艳）

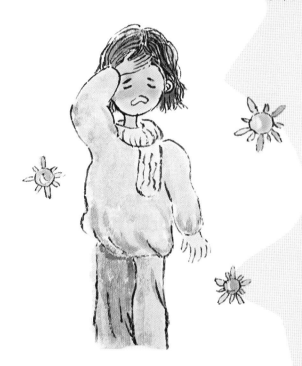

7 每次哮喘发作后我都能自己缓过来，怎么会有生命危险呢？医生你别吓唬我！

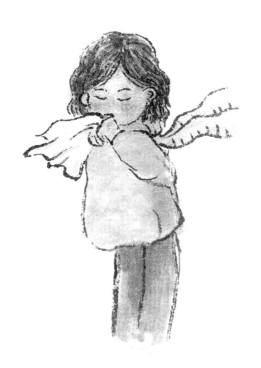

哮喘"可大可小"。这个病的特点是呈阵发性，时隐时现。哮喘发作后身体有时能自行缓解，有时只能通过药物治疗才能好转。一般来说，轻度的哮喘发作不会危及生命；重度哮喘急性发作时，患者因气道严重堵塞而缺氧，会出现神志不清、脉搏减弱、血压下降，如果没有及时正确的救治，就有生命危险。

（都雪艳）

8 中医里也有"哮喘"吗?

哮喘属于中医学的"哮病""喘证"等范畴,其中"哮病"更接近现代医学中的"哮喘"。

《黄帝内经》中虽无哮病之名,但有"喘鸣"的记载。这类病的发作特点与本病相似。汉代张仲景的《金匮要略》中将本病称为"上气",不仅具体描述了本病发作时的典型症状,提出了治疗方药,而且从病理上将其归属于痰饮病中的"伏饮",堪称后世"'顽痰伏肺'为哮病夙根"这一观点的学术渊源。隋代巢元方的《诸病源候论》中称本病为"呷嗽",明确指出本病病机为"痰气相击,随嗽动息,呼呷有声",治疗"应加消痰破饮之药"。元代朱丹溪首创"哮喘"病名,阐明病机专主于痰,提出"未发以扶正气为主,既发以攻邪气为急"的治疗原则,不仅把本病从笼统的"喘鸣""上气"中分离出来,使之成为一个独立的病名,而且确定了本病的施治要领。明代虞抟的《医学正传》中进一步对哮与喘做了明确的区别。后世医家鉴于哮必兼喘且为将其与"喘证"区分,将其称作"哮喘"。

(吴娟娟)

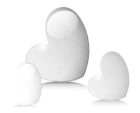

病

因

篇

1 不是说哮喘是遗传病吗，我爸妈都没有哮喘，为什么我有啊？

　　哮喘是一种复杂的、具有多基因遗传倾向的疾病，其发病具有家族集聚现象，亲缘关系越近，患病率越高。也就是说，如果和你有血缘关系的亲属中存在哮喘患者，那你罹患哮喘的概率就比别人要高。同时，如果你的父母或者祖父母中存在哮喘患者，那你罹患哮喘的概率就更高。但是，哮喘的发生和发展往往是基因和环境两方面相互作用的结果，也就是说，即使你的亲属中有哮喘患者，但如果没有合适的环境因素，你可能也不会发病。因此，不能简单地说哮喘是遗传病。但存在哮喘或变应性疾病家族史的患者，如出现发作性的喘息、胸闷和／或咳嗽等症状，应考虑哮喘可能，并进一步检查以明确。

（周童）

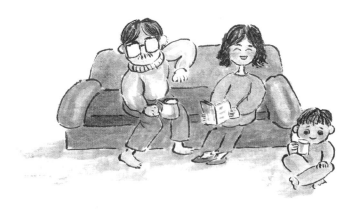

说我患的是过敏性哮喘，
可我没对什么东西过敏啊？

　　哮喘是一种异质性疾病，存在着许多不同的类型，过敏性哮喘只是其中最常见、最容易被识别的一种类型。过敏性哮喘通常在幼年期发生，与既往史和家族的过敏史相关，如湿疹、过敏性鼻炎、食物或药物过敏。患者治疗前的诱导性痰检查结果通常提示存在嗜酸性粒细胞浸润的气道炎症。这种类型的哮喘患者通常对吸入型糖皮质激素的治疗反应良好。但除了过敏性哮喘，哮喘还有其他类型，比如，非过敏性哮喘、晚发性哮喘、肥胖性哮喘等。根据不同哮喘患者的人群特征、临床特征以及病理学特征，可以区分不同的哮喘类型，并以此来指导治疗。

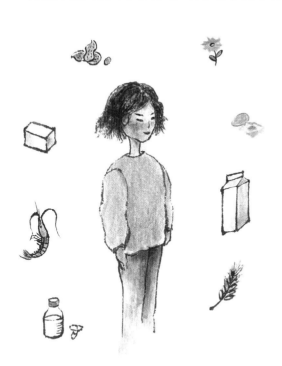

（周童）

第一部分　认识哮喘

15

3 哮喘不是小孩子才得的病吗？我都一把岁数了怎么会得哮喘呢？

　　哮喘在各年龄段均可发病。儿童期患病率最高，约为 2.8%；成年期患病率下降，约为 2.3%；老年期则是发病的第二个高峰，发病率可达 2.7%。因此，不能简单地认为哮喘仅仅是儿童或青少年才有的疾病，成年或老年起病的哮喘同样不能忽视。

　　研究还发现，哮喘的发病年龄与易感基因密切相关。GABRIEL 基因座、ORMKL3/GSDMB 基因座、V4 SNP 基因座是儿童哮喘的危险因素，而成年哮喘则与 S2、F+2、Q−1 SNPs、rs511898 位点以及 rs528557 位点相关。

　　目前全世界哮喘的发病率为 0.3%~17%，且呈现逐年走高的趋势，因此，我们须正视哮喘的发生，采取有效措施积极防治。

（连一新）

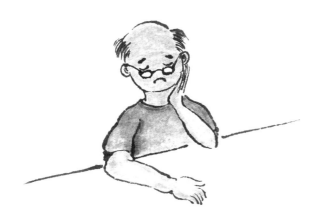

4 哮喘不都是过敏引起的吗？和吸烟有什么关系？

吸烟易导致哮喘发作或加重是毋庸置疑的。无论是主动吸烟还是被动吸烟都不利于哮喘患者病情的控制。

1. 吸烟诱发哮喘

烟草烟雾是一种哮喘触发因子。某些患者吸入烟草烟雾后即有咳嗽、气促、胸闷、呼吸不畅等哮喘发作的表现。另外，烟草烟雾会刺激气道上皮释放多种炎症介质，表现为气道对多种刺激因素呈高度敏感状态。吸烟会提高呼吸道对某种过敏原的敏感度，暴露于致敏物质环境中更容易导致哮喘急性发作或加重。

2. 吸烟患者哮喘病情更重，哮喘难于控制

吸烟的哮喘患者的哮喘症状比非吸烟者重，吸烟的哮喘患者哮喘急

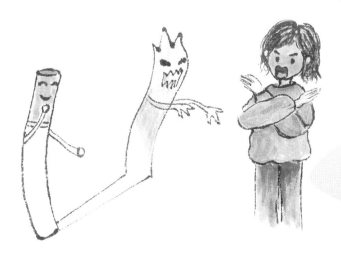

性发作次数比非吸烟哮喘患者多，医院急诊就诊次数也相应增多，且与吸烟的严重程度呈正相关。吸烟还会降低哮喘患者对吸入型糖皮质激素的治疗反应性，使患者的治疗效果变差。哮喘患者要想达到控制哮喘的目的，就需要增加糖皮质激素的用量，由此可能导致相应药物副作用的增加。另外，吸烟会显著增加哮喘患者的死亡风险。

3. 吸烟使哮喘向慢阻肺转变

长期吸烟使气道炎症持续存在，并造成反复的气道上皮损伤与修复，引起气道重构，使哮喘的症状加重，表现为肺功能的快速下降，甚至发展为慢性阻塞性肺疾病。持续控制不佳的哮喘及吸烟均为导致慢性阻塞性肺疾病的危险因素。

4. 烟草对儿童的影响

母亲在妊娠期间吸烟或吸入二手烟也会影响胎儿的肺功能及以后哮喘的易感性。儿童暴露于烟草烟雾环境中，不仅可导致儿童期新发哮喘的概率增加，并且成年后发生哮喘的概率也会极大增加。

吸烟哮喘患者一定要重视吸烟的危害，努力戒烟，规范治疗，这样才能尽早控制哮喘，做到顺畅呼吸。

（雷伟）

5 我是不是鼻炎没控制好，才发展成哮喘的啊？

　　百姓说的鼻子也好，肺也罢，其实都是人体呼吸系统的组成部分。就好像一棵大树，树干（鼻子）出了问题，枝叶（肺）难免受灾一样，鼻炎和哮喘实际上是"同一气道的同一疾病"。支气管哮喘可与过敏性鼻炎同时发病，但多在鼻炎之后。鼻炎如果控制不好的话，有一种可能是发展成哮喘。另外如果鼻炎已经合并哮喘了，若治得不好，那哮喘也是很难被控制的。

（都雪艳）

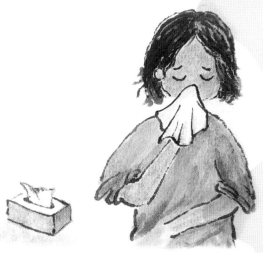

6 听说有不少药物可以诱发哮喘发作，那有什么药物不宜使用啊？

　　有一种特殊类型的哮喘叫药物性哮喘，误用相关药物则可引起这类哮喘发作。常见药物有：阿司匹林制剂，心血管药物（如普萘洛尔、普罗帕酮、普拉洛尔、倍他乐克等），解热镇痛剂（如安乃近、对乙酰氨基酚、布洛芬、吲哚美辛、萘普生，以及含此类成分的抗感冒药等），抗菌药（如青霉素类、磺胺类等）、血管紧张素转换酶抑制剂，碘造影剂，降糖药，蛋白类制剂（如链激酶、糜蛋白酶、各类疫苗和抗毒素血清），气雾剂（如异丙肾上腺素、多黏菌素、色甘酸钠）等。凡已明确的致喘药物应立即停止使用，并避免以后重复使用。

（都雪艳）

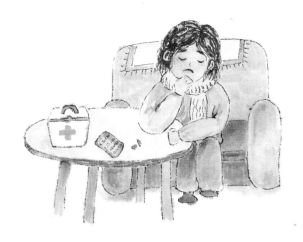

7 中医说我是因为有"痰"才发的哮喘，可我没什么痰啊？

　　哮病在中医学中虽有寒热之分，但其病理因素均以痰为主。朱丹溪云："哮病专主于痰。"中医学的痰，不仅指有形之痰，也包括无形之痰。痰既是一种病理产物，也是一种致病因素。痰的产生，是由肺、脾、肾的脏腑功能失调所致。因肺不能布散津液，脾不能运化精微，肾不能蒸化水液，以致津液凝聚成痰，伏藏于肺，成为发病的潜在"夙根"。"伏痰"每因外邪、异味、花粉等刺激，以及饮食不当、情志不调等各种诱因而引发哮病。正如《证治汇补》所言："哮即痰喘之久而常发者，因内有壅塞之气，外有非时之感，膈有胶固之痰，三者相合，闭拒气道，搏击有声，发为哮病。"

（吴娟娟）

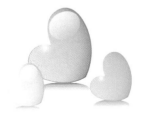

症状篇

1 出现哪些症状时，需要考虑哮喘呢？

　　哮喘的常见症状包括喘息、气急、胸闷及咳嗽，可反复发作，在夜间及晨间多发，常与接触变应原（如花粉、灰尘、动物毛发及皮屑等）有关。此外，冷空气、油漆等理化刺激以及感冒、运动等亦可诱发哮喘发作。发作时部分患者喉间可闻及哮鸣音或喘鸣音。经平喘药物治疗后症状可缓解或可自行缓解。

　　当出现上述症状及体征时，患者需警惕哮喘可能，应去正规医院呼吸专科就诊以明确。

（李宁）

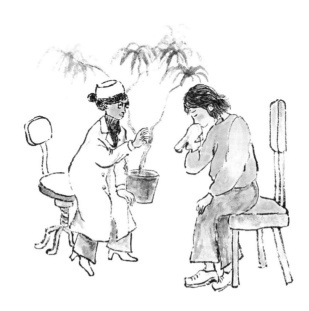

2 我有点喘，喉咙里还能听到像小鸡叫一样的声音，这是哮喘吗？

很多哮喘患者会告诉医生，自己病情发作时除了有喘息、胸闷、气短等症状外，喉咙里还能听到像小鸡叫一样的声音或者像吹哨子、吹笛子一样的声音，尤其是在晚上睡觉的时候。这其实是哮喘发作时的一种体征，我们称之为哮鸣音。哮鸣音是诊断哮喘的主要依据之一，通常在呼气阶段最为明显，有时候不用借助听诊器，我们也可以听到。这是一种高音调的异常呼吸音，所以听上去可能就像小鸡叫或吹哨子、吹笛子声了。听到这样的声音一定要高度怀疑哮喘的可能。但是，听到有哮鸣音是不是一定就是哮喘呢？其实不然。因为有许多其他的疾病在发作时也可以出现哮鸣音这样的体征，比如说慢性阻塞性肺疾病、支气管异物等气道疾病，急性左心衰等心脏疾病，甚至肺癌这样的恶性疾病，所以患者千万不能"一叶障目"，妄下结论，一定要去正规的医疗机构寻求规范的诊疗。

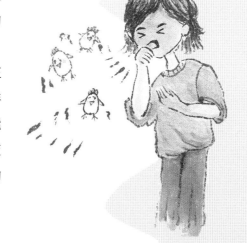

（周童）

第一部分 认识哮喘

25

3 我不喘，就是咳嗽而已，怎么会患哮喘呢？

典型哮喘的症状是以喘息为主要临床表现的。但临床上同样还存在没有喘息症状的不典型哮喘，咳嗽变异性哮喘就是其中之一。咳嗽变异性哮喘通常以咳嗽为唯一呼吸道症状，多为慢性咳嗽，与气道高反应性相关，但需与嗜酸性粒细胞支气管炎、上气道咳嗽综合征、胃食管反流咳嗽等相鉴别。咳嗽变异性哮喘更常见于儿童，夜间症状更加明显。对于此类患者，肺功能变异的记录对于诊断有重要价值。因此，慢性咳嗽的患者，即使不合并喘息等症状，也必须先排除哮喘可能，需尽快完善肺功能及气道反应性检查以明确。

（李宁）

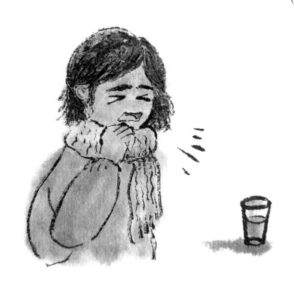

4 我不喘，就是胸闷而已，怎么会患哮喘呢？

　　支气管哮喘的临床表现分为三种形式：第一种是典型的支气管哮喘，表现为发作性胸闷气喘，双肺可闻及哮鸣音；第二种是咳嗽变异性哮喘，表现为咳嗽，以干咳为主；第三种是胸闷变异性哮喘。胸闷变异性哮喘患者既不喘也不咳，主要的临床症状是胸闷。这类患者没有典型哮喘患者的喘息和呼吸困难的症状，也没有反复发作的咳嗽，医生在做肺部听诊时也听不到哮鸣音，但患者具有气道高反应性和可逆性气流受限的典型特点。胸闷变异性哮喘患者由于严重的病痛折磨，以及缺乏哮喘典型症状而常常被误诊、漏诊，从而具有沉重的心理负担、心理障碍甚至心理疾病。不少患者因胸闷被疑诊为患心脏病、神经官能症等，承受痛苦，辗转寻医，却始终找不到真实病因。其实胸闷变异性哮喘的治疗并不复杂。胸闷变异性哮喘如果能够及时正确诊断，合理运用治疗哮喘的药物，病情就能够得到有效控制。

（李威）

5 我的哮喘都是夜里才发作，我白天到门诊来看的时候就什么事都没有了，这是怎么回事？

很多哮喘患者或哮喘患者的家人会发现，患者在晚上的时候咳嗽要比白天严重很多，其实原因比较多。首先，这种现象的出现与神经内分泌调节有关。人体晚上交感神经被抑制，副交感神经兴奋，气道敏感性增加，气道管径缩小，阻力增加，容易出现咳嗽、气喘等哮喘症状。其次，这种现象的出现可能与空气干燥有关。晚上的空气要比白天干燥很多，特别是在空调房里。干燥的空气会诱发支气管痉挛，从而使哮喘发作。要想解决这个问题，可以适当地增加室内的湿度，或者让患者在睡觉前喝一杯水，如果空气实在太干燥的话，也可以使用加湿器增加室内的湿度。这些措施都可以很好地预防哮喘在夜间发作。再次，哮喘患者常常伴有鼻窦炎，而晚上鼻腔分泌物会增多，这也是引起夜间哮喘发作的一个重要原因。使用相应的药物来治疗鼻窦炎，是预防这类夜间哮喘发作的最好方法。最后，夜间激素水平降低，炎性物质易在气道堆积，刺激气道引起咳嗽和喘。以上这些就是哮喘容易在晚上发作的原因。

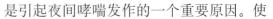

（李威）

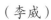

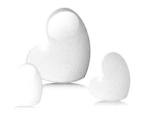

检 查 篇

1 诊断哮喘，需要做什么检查？

哮喘的诊断，除须具备典型的临床症状和体征外，还须有对可变气流受限的客观检查。可变气流受限主要通过肺功能检查来证实，如支气管激发试验、支气管舒张试验、呼吸流量峰值及其变异率测定。胸部影像学检查多用于鉴别诊断，排除其他疾病。外周血变应原特异性IgE增高结合病史有助于病因诊断，开展变应原检查的医院较少，大部分医院开展血清总IgE测定，IgE对哮喘诊断有参考价值，其增高的程度可作为重症哮喘使用抗IgE抗体治疗及调整剂量的依据。呼出气一氧化氮测定值可以作为评估气道炎症和哮喘控制水平的指标，也可以用于判断吸入激素治疗的反应，其对哮喘诊断以及规范治疗有很高的参考价值。

（李威）

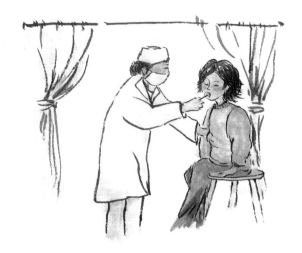

2 我这哮喘控制得不是很稳定吗？干吗要经常做肺功能啊？

　　哮喘的治疗是一个漫长的过程，治疗方案也不是一成不变的，需要适时调整。如果仅靠患者口述的症状，如咳嗽、咳痰、气喘、呼吸困难等来判断病情，则不够客观，而肺功能可以比较准确地判断哮喘患者的病情严重程度。用肺功能的客观指标来监测哮喘，就如同用血压计来监测高血压患者的血压，用血糖仪来监测糖尿病患者的血糖一样，可以为后续治疗提供决策依据。因此，哮喘患者应该严格按照医生的指导来定期复查肺功能，以便医生及时了解患者当前病情，指导患者的用药。

（卢旭东）

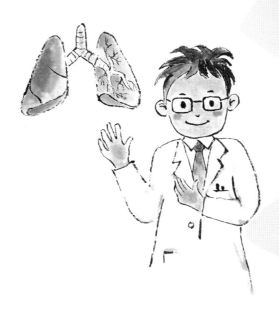

3 靠呼一口气检查一氧化氮能诊断哮喘吗？

　　检测呼气一氧化氮是一种定量、安全、简易、易于配合的气道炎症检测方法。人体呼吸所产生的一氧化氮，在呼吸系统的病理和生理中有着十分重要的作用，如舒张血管、扩张支气管、神经传导、炎症介质吸收等。当气道发生某些炎症反应时，气道上皮细胞内的诱导型一氧化氮合酶表达增加，进而引起呼出气一氧化氮（FeNO）水平升高。FeNO是一种新型、无创、方便检测的生物标志物，其水平主要与过敏性炎症相关，能有效预测哮喘的发生、发展及急性加重，能用于明确哮喘表型，有助于诊断和治疗哮喘，帮助评估激素治疗的效果。

（李咸）

4 我得哮喘很久了，以前胸片没什么问题，干吗每次发作都要再拍啊？

支气管哮喘患者每次发作就医时，医生一般都会对其进行评估，寻找急性发作的原因。血常规检查、胸片检查是常见方法，可帮助医生评估患者急性发作的原因、程度，以及有无合并症等。有的患者哮喘发作的原因是呼吸道感染，可能合并支气管炎或支气管肺炎，或者并发气胸，仅仅依靠医师的病史询问、体格检查是不能确定的。所以，哮喘急性发作行常规胸片检查是完全有必要的。

（李威）

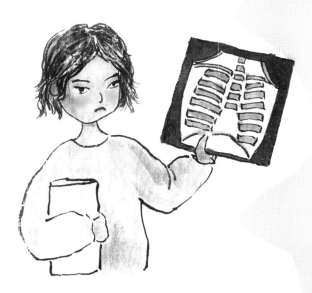

5 查不查我都会过敏的，做这个过敏原检查有意义吗？

　　大家都知道，过敏性哮喘在哮喘人群中占了很大比例。许多哮喘患者都是过敏体质。有的患者对一些常见的过敏原，如花粉、螨虫、海鲜等，有明确的过敏史。而与这些过敏原接触，可能正是哮喘发生、发展以及发作的重要影响因素。患者可以通过过敏原检查来明确对哪些物质过敏。过敏原检查对哮喘患者的病因诊断和辅助治疗等方面有很大意义。找到引起哮喘发作的过敏原，使患者脱离并长期避免接触过敏原，是防治哮喘最有效的办法之一。此外，过敏原检查还有助于筛选出可以做过敏原特异性免疫治疗的患者。但是，目前临床上的过敏原检查仍有一定的局限性：第一，自然界能够致敏的物质有很多，但目前临床能检测的吸入过敏原和食物过敏原加起来只有数十种，覆盖有限；第二，目前临床上多采用的是抽血体外化验的方法，而不同的检测机器、不同的检测方法有不同的判定标准，使得过敏原检查的结果判读仍存在较多争议。但是，从长远来看，随着检测技术的发展，过敏原的检查将日臻完善。

（周童）

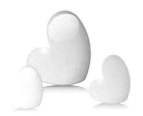

治疗篇

1 哮喘能"除根"吗？

哮喘是一种常见的慢性呼吸系统疾病，在临床上常表现为发作性的胸闷、气喘，伴或不伴有咳嗽，同时伴有可变性的呼出气流受限。哮喘患者的症状和气流受限可自行缓解，或用药后缓解。一方面，哮喘患者有时在某一段时间，如数周或数月内可无症状；另一方面，有时亦有可能发生威胁生命的急性发作。哮喘通常与直接或间接刺激导致的气道高反应相关，伴有慢性气道炎症。这些特征通常是持续的，甚至在无症状或肺功能正常时存在。可见，哮喘从本质上来讲是一种终生疾病，并不

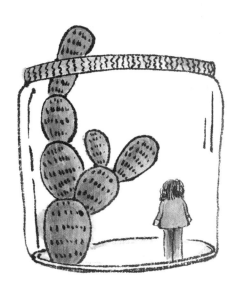

能"除根"。其治疗的长期目标是良好地控制症状，将未来急性发作、固定气流受限和治疗副作用的风险降到最低。哮喘的治疗可遵循的是升降阶梯的治疗原则。哮喘一旦控制良好，且维持至少3个月，医生可考虑降级治疗，去发现控制症状和急性发作的最低治疗量，直至按需用药为止。因此可以认为，哮喘虽然是终生疾病，但并不意味着终生用药。

（周童）

2 哮喘这病，来得快，去得也快，发作的时候用点药不就行了？

　　哮喘是一种慢性气道炎症性疾病。症状起伏性大，时有时无，缓解并不代表气道炎症反应消失，仅按需用药是难以完全控制哮喘的。所以，只在哮喘发作时用点药是不正确的观念，也是不规范的治疗。哮喘正确而且规范性的治疗应该包括缓解治疗和维持治疗两个方面。在哮喘急性发作时，支气管处于痉挛状态，可临时应用支气管扩张剂解除支气管痉挛，从而缓解症状。这类支气管扩张剂起效快、持续时间短，比如硫酸沙丁胺醇、特布他林等。但患者症状缓解后，气道慢性炎症往往依然存在，需要通过维持治疗来控制，从而减少哮喘急性发作的概率，否则，哮喘很可能会再次发作。反复发作的哮喘患者会出现气道重塑，肺功能下降速率加快，从而影响预后。哮喘的维持治疗主要是指规律的抗炎治疗，首选激素吸入治疗，患者症状及炎症的严重程度不同，选择的抗炎药物的种类及剂量也会不同。

（李威）

第一部分　认识哮喘

3 以前只要喷一喷沙丁胺醇就行了,现在多喷几下也不管用了,是怎么回事啊?

　　哮喘是一种慢性气道炎症性疾病,控制病情的主要方法是以激素为主的抗炎治疗。硫酸沙丁胺醇是一种 β_2 受体激动剂,主要通过扩张支气管来达到缓解症状的目的,并不能控制气道炎症。一方面,频繁地使用沙丁胺醇等短效 β_2 受体激动剂,可能使支气管黏膜上的 β_2 受体敏感性下降,从而降低药物的疗效;另一方面,因为患者没有接受规范的抗炎治疗,气道炎症反应水平无法下降,哮喘急性发作的风险相应增加,反复的急性发作可使气道重塑加重,气流受限的可逆程度下降,短效支气管扩张剂的治疗效果也会越来越差。

(李宁)

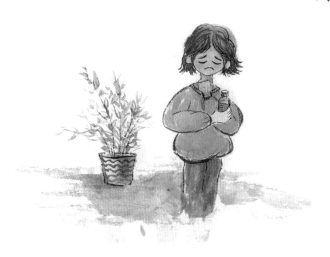

4 激素副作用很大，我可以不用吗？

　　许多哮喘患者在得知需要使用激素治疗时，都会担心激素对身体造成影响。其实只要正确使用就可以有效避免激素带来的副作用。糖皮质激素是最有效的抗炎药物，分为吸入型、口服型、静脉用三种类型。哮喘是一种慢性气道炎症性疾病，而激素是治疗哮喘最有效的药物。在哮喘急性发作时，可根据病情严重程度使用静脉注射或口服激素的方式控制症状，待病情稳定后逐渐减量，然后再改吸入激素维持。这样可避免全身应用激素带来的副作用。吸入型激素吸入后可直接到达支气管，减轻支气管炎症，降低支气管高反应性。只有少量激素会被吞咽至胃肠道。即便有微量的激素吸收至血液，经过肝脏代谢，也会被灭活，因此吸入型激素不会对身体造成明显的影响，是长期控制哮喘的首选药物。

（卢旭东）

5 我的症状不是都缓解了吗，为什么我还要吸药呢？

　　哮喘是一种慢性气道炎症性疾病。气道炎症的控制是一个较为长期的过程。即使经过有效治疗，患者咳喘症状都缓解了，慢性气道炎症也仍是存在的。吸入治疗是防治哮喘最好的方法之一，它以吸入激素治疗为主，不仅可以有效发挥抗炎作用，降低哮喘发作风险，提高生活质量，而且副作用小。哮喘患者必须在医生指导下进行规范的吸入治疗。如患者擅自减量或停药，会导致炎症加重，使病情进一步发展，急性发作频繁发生，造成严重的后果。

（卢旭东）

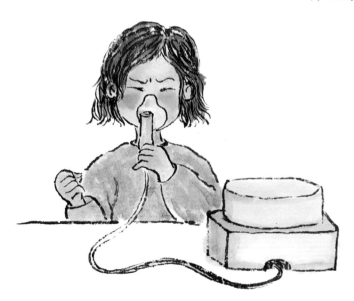

6 我都吸了好几个月药了，什么时候可以停药啊？

若哮喘症状得到控制并维持至少 3 个月，且肺功能恢复并维持平稳状态，患者可考虑降级治疗。降级治疗原则：① 哮喘症状得到控制且肺功能稳定 3 个月以上；② 应选择适当时机，须避开患者呼吸道感染期、妊娠期、旅行期等；③ 通常每 3 个月减少 25% ~ 50% 的糖皮质激素是安全可行的；④ 每一次降级治疗都应被视为一次试验，需密切观察，按期随访评估。一旦症状恶化，患者则需恢复原来的治疗方案。推荐的药物减量方案通常是：先减少激素用量，再减少使用次数，然后再减去与激素合用的控制药物，以最低剂量糖皮质激素维持治疗到最终降阶梯为按需治疗。

（都雪艳）

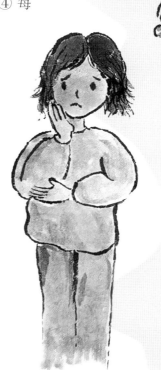

7 我怀孕4个月了，可哮喘急性发作了，该怎么办啊？

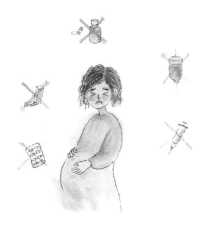

妊娠期哮喘患者应尽量选用对胎儿影响小的药物。吸入型药物因其作用部位局限于肺部，进入血液的药物量极少，对胎儿的影响也较小。例如对于轻微的间歇性发作的哮喘，患者可以少量使用沙丁胺醇气雾剂。对于控制哮喘，糖皮质激素的应用也是很有必要的，根据病情，患者可首先考虑局部吸入糖皮质激素。布地奈德是首选的吸入型糖皮质激素。若不能有效控制病情，患者可考虑联合使用全身糖皮质激素。但有些孕妇对应用糖皮质激素抱有较多顾虑，担心对自身和胎儿有不利的影响。孕妇必须明白，吸入型激素即使可能有一些副作用，但其对人的损害程度远远小于哮喘本身。哮喘不控制的危害性有两方面：其一是造成病情加重，甚至有可能危及生命；其二，哮喘必定会引起缺氧，从而对胎儿造成严重的影响。一些长期采取吸入型糖皮质激素治疗的孕妇绝对不能突然停药。总的说来，妊娠过程不影响吸入激素的用药方案，因此，孕妇不能因为怀孕而自行停药或减量，如有疑惑，有必要前往正规医院的专科就诊，听取呼吸科医生的专业建议。

（都雪艳）

8 我怀孕了，但最近被诊断为患哮喘，可以用什么药物治疗呢？

　　妊娠哮喘治疗原则与典型哮喘相同。患者应积极规范治疗，尽可能使用非药物疗法以减轻对胎儿的损害；积极避免接触过敏原，减少呼吸道感染，尽量避免使用对孕妇、胎儿安全性尚不确定的药物。如果确实需要用药，妊娠期间用药首选吸入型糖皮质激素控制哮喘。糖皮质激素首选布地奈德。治疗中度哮喘优先选择中高剂量的吸入型糖皮质激素，如需联合用药首选糖皮质激素＋长效的 β_2 受体激动剂。孕妇在哮喘急性发作期优先选择短效的 β_2 受体激动剂。短效的 β_2 受体激动剂首选沙丁胺醇，过敏介质阻断剂、白三烯受体拮抗剂、茶碱则可作为辅助治疗用药。孕妇要了解哮喘的本质和发病机制，学会监测病情、自我评估和自我处理病情变化，预防和减少哮喘的急性发作。

（都雪艳）

9 这口服药物多方便，干吗非要我使用这吸入型药物啊？

传统口服药通过胃肠道吸收可进入血液，作用于全身后，容易产生各种不良反应。例如，长期口服激素容易出现向心性肥胖、感染、骨质疏松、高血糖、高血压、股骨头坏死、电解质紊乱等问题。而吸入型治疗药物直接作用于呼吸道发挥药效，虽然部分进入胃肠道，被吸收入血，进入全身，但吸入型总体剂量较小，所以引起的全身不良反应较小。吸入型药物吸入的优点包括以下几点：药物直接作用于呼吸道，起效迅速，局部药物浓度高，疗效好，所用的药物剂量小，可避免或减少全身用药可能产生的不良反应。

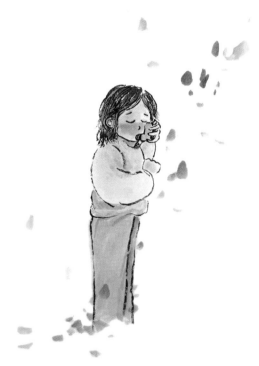

（连一新）

10 我这邮购的药物挺有用的，干吗不让我吃啊？

根据我们对国内哮喘病治疗市场的了解，社会上很多邮购的药物实际上未经过我国药政主管部门的审批，也没有正规的生产批号。这些药品经常打着"偏方""秘方"的旗号，里面往往混有一些没有公开标识的药物，如地塞米松、泼尼松等激素类药物。哮喘患者口服激素治疗哮喘是有一定效果的，但长期口服往往会导致身体对激素产生依赖。一旦停用激素，哮喘病情就会反复，甚至加重，此外还会为今后的正规治疗增加难度。因此我们建议广大哮喘患者不要盲目相信所谓"偏方""秘方"，应该到正规的医院或诊所诊治，使用我国哮喘防治指南推荐的标准的哮喘治疗药物。

（连一新）

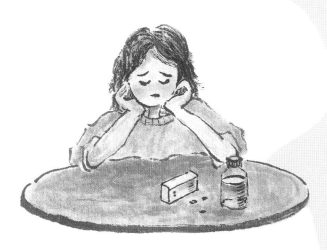

11 这吸的药物里面有激素啊，不会影响小孩长个子吧？

　　首先，一些国外的大型、多中心、长时间的研究发现，吸入中等剂量的糖皮质激素在开始治疗的数月内会造成儿童生长速率降低，如造成 1 ~ 2 cm 的身高增长降低，但不会影响成年后的最终身高。更长时间吸入糖皮质激素对身高的影响的相关研究仍在进行中。国内多项类似研究也未发现吸入型糖皮质激素对儿童的身高、体重、体质指数、骨龄有明显影响。其次，在临床实践中，医师往往会采用低 – 中剂量吸入型糖皮质激素治疗哮喘，治疗时间也比国外短（国内一般在 2 年左右，国外为 3 ~ 4 年，甚至更长），因而这种治疗方法在理论上对生长发育影响更小。事实上，影响身高的因素有很多，包括先天的遗传因素及后天的营养因素和疾病因素，其中遗传因素是最主要的。后天性因素对儿童身高起着促进或抑制作用。一些研究表明，支气管哮喘频繁发作常常影响患儿睡眠质量和生长激素的分泌，并导致患儿营养不良，从而影响儿童的生长发育。使用吸入型糖皮质激素控制哮喘可改善上述情况，促进儿童正常生长发育。总之，吸入型糖皮质激素是目前长期控制儿童哮喘的首选药物，国外相关回顾性研究也没有发现吸入型糖皮质激素降低成年最终身高的证据。使用吸入型糖皮质激素仍是目前治疗儿童哮喘最安全有效的方法。

（连一新）

12 这哮喘不也是气道炎症吗，我吃点消炎药不行吗？

我们平常所说的"激素"是糖皮质激素，或称"肾上腺皮质激素"。它是由肾上腺皮质分泌的一类甾体激素，也可由化学方法人工合成，具有调节糖、脂肪和蛋白质的生物合成和代谢的作用，还具有抑制免疫应答、抗炎、抗休克的作用，在临床上，因具有较强的抗炎、抗变态反应作用而被广泛应用于支气管哮喘的治疗。而老百姓所谓"消炎药"实际上是指抗菌素，顾名思义，就是抗细菌的药物，其中绝大多数也可以叫作抗生素。所以从定义上看，抗炎药与抗菌药物并没有相关性。一个作用于致炎因子，另一个作用于病原微生物。对于非感染性的炎症的机体组织功能障碍，我们不需要使用抗菌药，仅需要使用抗炎药来治疗。比如哮喘可以用吸入型糖皮质激素来缓解症状。

（连一新）

13 我就是哮喘控制得不好，鼻炎的症状还能忍啊，为什么要一起治疗啊？

现实生活中，有许多哮喘患者合并有鼻炎，主要是过敏性鼻炎，而在过敏性鼻炎患者当中，又有许多合并有哮喘。过敏性鼻炎与哮喘往往同时存在。除了在临床表现的部位不同外，两者在病因学、发病机制和病理学改变等方面均极为相似，因此有"同一气道，同一疾病"的观念。而临床研究发现，伴有过敏性鼻炎的哮喘患者其症状控制更难，生活质量更差。而且，过敏性鼻炎的持续时间和严重程度与哮喘的气道功能紊乱和严重程度相关。对共患过敏性鼻炎和轻度间歇性哮喘的患者应用鼻内激素可改善患者哮喘症状和生活质量。因此，当哮喘患者合并有过敏性鼻炎时，医生应对其进行联合治疗。治疗原则主要是对过敏性鼻炎和哮喘进行联合抗炎治疗，同时应对患者的过敏体质进行治疗。

（周童）

14 这吸入激素治疗时间长了，人会不会发胖啊？

　　许多哮喘患者因为担心吸入型药物中含有激素，长时间使用后会使人长胖，因此宁愿哮喘发作后去医院补液治疗，也拒绝使用含有激素的吸入型药物。其实这是一种误区，只有在大剂量、长疗程全身使用激素时，体内过量的激素才会促进蛋白质、脂肪的分解及脂肪的重新分布，比如减少四肢的脂肪组织，而促进腹部和肩胛间脂肪积聚，形成向心性肥胖。而吸入型糖皮质激素以微颗粒形式进入呼吸道，直接作用于气道黏膜，吸收入血的药量非常少，而且经肝脏灭活后，在体内很快被代谢出去，所以一般不会引起肥胖、糖尿病、痤疮等全身性不良反应。

（卢旭东）

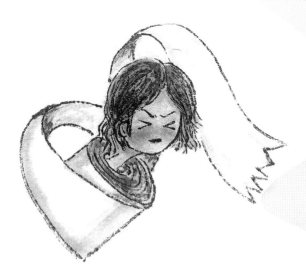

15 吸入激素治疗时间长了后，人会不会出现骨质疏松啊？

目前，吸入激素是治疗及控制哮喘的最好方法。许多患者在治疗过程中存在一些认知误区，比如有的患者担心长期吸入激素后会出现骨质疏松。其实这些担心是多余的。当长期、大剂量全身使用激素时，激素会抑制肠道的钙吸收，促进尿钙的排出，最终造成骨质疏松、股骨头坏死甚至骨折等，全身不良反应明显。而吸入型糖皮质激素直接作用于气道黏膜，吸收入血的药量非常少，而且经肝脏灭活后，在体内很快会被代谢出去，因此长期吸入激素并不会引起骨质疏松。哮喘患者也不应该排斥吸入激素治疗，应在医生的指导下规范使用含吸入型激素的药物治疗。

（卢旭东）

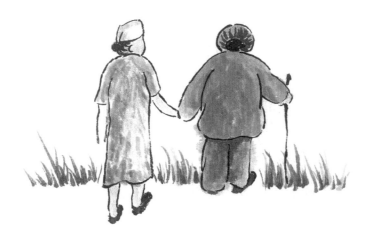

16 我患了过敏性哮喘，可以用脱敏治疗吗？

脱敏治疗又称特异性免疫治疗，是在确定患者的过敏原后，将该过敏原配制成不同浓度的制剂，按剂量由小到大递增给药，使患者通过反复接触来提高对该过敏原的耐受性，使患者逐渐适应外界过敏原，从而达到控制或减轻过敏症状目的的一种治疗方法。然而，重度过敏性哮喘的患者，由于病程长而且不稳定，在脱敏治疗时，有可能因为接触微量的过敏原导致病情的加重。因此，轻中度过敏性哮喘患者在哮喘控制稳定的前提下适合脱敏治疗，而对于重度过敏性哮喘患者，脱敏治疗是弊大于利的，不推荐使用。

（卢旭东）

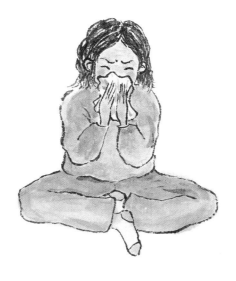
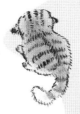

17 这激素药经常吸会让人产生依赖性，我怎么能用?

哮喘是一种发生在呼吸道的慢性炎症性疾病。这种炎症不是我们通常所说的感染引起的炎症，而是一种"变态反应性炎症"。抗生素是不能治疗这种炎症的。吸入型糖皮质激素可以控制、清除气道的慢性炎症，是目前控制哮喘的最有效药物，而且经过长期规范的治疗，哮喘炎症控制以后，吸入型激素是可以减量甚至停药的，只是治疗的时间会比较长。只有当治疗不规范、治疗时间不够，或者患者认为没有症状了就自行过早停药时，病情才会容易反复，导致患者出现"激素依赖"的错觉，所以不存在产生依赖性的说法。

（卢旭东）

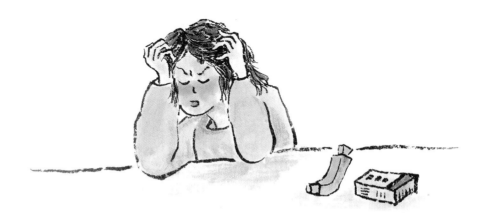

我是哮喘患者，经常不用药物治疗也就自己好了，为什么非要进行长期药物治疗呢？

的确，有些哮喘患者在发作时不经治疗其症状、体征也可自行缓解，但这并不意味着其病情的稳定。哮喘是一种慢性气道炎症性疾病，即使没有症状，也不能说明不存在气道炎症。哮喘的治疗除了要缓解症状外，还有很重要的一点就是控制气道的慢性炎症。因为只有气道炎症得到了控制，才能降低哮喘患者未来急性发作的风险，而哮喘的急性发作有时候是会危及生命的。此外，长期的气道炎症反应会导致气道结构的重塑，损害肺功能，影响患者活动耐力和生活质量。因此，只有进行长期规范化的治疗，才可能使大部分哮喘患者达到真正的病情控制，而不仅仅是追求表面的症状控制。

（周童）

第一部分　认识哮喘

53

19 中医的"冬病夏治穴位敷贴"对哮喘管用吗?

哮病是一种慢性、顽固性难治之症。在治疗方面,除了内服中药外,在"三伏天"进行穴位敷贴,也有较好的疗效。冬病夏治以《黄帝内经》核心思想为其内涵。其一,它体现了"春夏养阳,秋冬养阴"的阴阳平衡观点;其二,它体现了"正气内存,邪不可干"的"不治已病治未病"观点;其三,它体现了"人以天地之气生,四时之法成"的"天人相应"观点。根据天人合一的关系,人体的阳气与自然界的阳气相一致,即生于春,旺于夏,收于秋,而藏于冬。根据阴阳制约关系,在夏季三伏天,人体的阳气最旺,体内寒凝之气容易消解,进行穴位敷贴可扶益阳气以克制阴寒,使失衡阴阳达到稳态,从而达到冬病夏治的目的。

对于穴位敷贴,选穴多在背部,属阳经之穴,药用纯阳之品,时在夏天,大自然阳气至盛,此时进行穴位敷贴适逢其时。通过穴位刺激和经络传导,药效直达病所,最能鼓舞机体的阳气,调整脏腑的气血阴阳,消除体内的寒邪、痰阻、瘀血痼疾。因此,夏季是治疗哮喘病的天赐良机,尤其对于虚证、寒证的患者。

虽然穴位敷贴防治哮喘有效,但并不是每个人都适合,有发热、咯血、皮肤病、未控制血糖的糖尿病患者,以及孕产妇,高龄、体弱者,均不适合本法。对于需治疗者,经患者知情同意后,在治疗期间医生须注意观察,发现异常反应要及时处理,以免造成不良的后果。敷贴后出现的皮肤局部的热、痒、痛、细小水泡伴色素沉着等现象,均属于敷贴的正常现象,患者避免瘙抓和食用辛辣刺激之品即可。

(吴娟娟)

20 冬天服用膏方对哮喘有帮助吗？

冬季是进补的理想时节。进补往往会用到膏方。膏方在养生和"治未病"中有独特功效。现在越来越多的人选择膏方调理，但关于如何科学合理地使用膏方，知者甚少。

膏者，《说文解字》解释为肥也。膏方，又称"膏滋""煎膏"。近代名医秦伯未在《膏方大全》中指出：膏方者，盖煎熬药汁成脂液，而所以营养五脏六腑之枯燥虚弱者也，故俗称膏滋药。哮病患者均有肺、脾、肾等脏气虚弱之候。肺虚不能主气，气不化津，则痰浊内蕴；脾虚不能化水谷为精微，上输养肺，积湿生痰；肾虚精气亏乏，摄纳失常，则阳虚水泛为痰，或阴虚虚火灼津成痰。由于三脏之间的相互影响，哮病患者常表现为肺脾气虚或肺肾两虚之象。冬令膏方讲究方略，"虚则补之"，不虚则无须补之，而"补"可分为平补、清补、温补、峻补和缓补，还有消补兼施等。哮病患者以正虚为主，其虚在脏腑，应详辨肺、脾、肾之脏腑定位，阴阳之偏虚偏实，通过中医的四诊合参，进行适当的中药配伍，辨证调补与辨病施补相结合，切忌蛮补。哮病肺脾气虚证患者会出现气短声低，自汗怕风，易感冒，倦怠无力，食少便溏，治以健脾益肺，培土生金，冬令膏方以六君子汤为主方。表虚自汗，可加炙黄芪、浮小麦、大枣；怕冷畏风，易感冒，可加桂枝、白芍；痰多者，加前胡、苦杏仁。而肺肾两虚证的患者，会有短气息促，动则为甚，腰膝酸软，脑转耳鸣，不耐劳累，或五心烦热，颧红口干；或畏寒肢冷，面色苍白，治以补肺益肾，冬令膏方以金水六君煎为主方，合并肺气阴两虚为主者，加黄芪、北沙参、百合；合并肾阳虚者，加仙茅、淫羊藿、鹿角片、炮附片、肉桂；合并肾阴虚者，加生地黄、冬虫夏草。另可加紫河车补益肾精。

（吴娟娟）

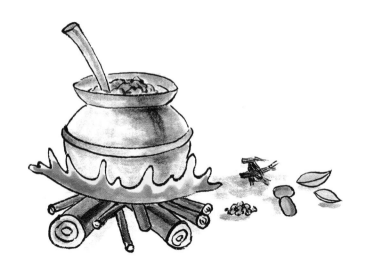

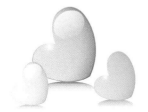

管理篇

1 哮喘能预防吗?

哮喘是一种慢性气道炎症性疾病,由遗传和环境因素共同作用所致。营养、过敏原、污染、烟草等多种环境因素以及社会心理因素在哮喘的发生、发展过程中都可能起作用。因此,预防哮喘的发生,有如下措施。

首先,要避免过敏原的暴露。接触螨虫已经被公认与哮喘的发生相关。在日常生活中,患者可定期用热水烫洗或晾晒被单、枕套及被服等以减少螨虫的暴露,降低哮喘发生的风险。豚草、花粉等植物因素也是哮喘发生的常见诱因,因此春秋季时患者需注意避免与花粉的接触。猫狗毛等宠物因素、家庭空气环境中的霉菌等,也与哮喘的发生有一定的相关性,因此患者需要避免与宠物亲密接触,保持居室的通风、清洁。另外,患者应禁食易致敏的食物,如海鲜、坚果等,并进行过敏原检测,避免与过敏原接触。

其次,要避免接触烟雾。患者吸烟及接触二手烟与哮喘的形成也有一定的关系,因此患者要避免主动和被动地接触烟雾。室外空气环境的污染也会增加哮喘发生的风险,比如生活在主干道路周边的人群发生哮喘的风险也会增加。

再次,要注意对解热镇痛药中乙酰氨基酚类药物的使用。该类药物与成人和儿童哮喘的发生有关,孕妇口服该类药物也可导致后代哮喘发生的风险增加,因此使用这类药物需要谨慎。

哮喘的发生与营养也有一定相关性。婴幼儿抵抗力差，容易发生感染和变态反应性疾病，因此，提倡母乳喂养婴儿，降低儿童哮喘的发生率。孕妇在孕期多进食含有维生素 D、维生素 E 的食物，也可降低儿童哮喘的发生率。

有研究指出，人类与微生物群落的相互作用可能有利于预防哮喘的发生。比如，农村长大的儿童的哮喘发生率低于城市儿童；自然分娩的孩子哮喘的发生率低于剖宫产儿童。适当接触自然环境，自然分娩，对预防儿童哮喘的发生也有一定作用。

（连一新）

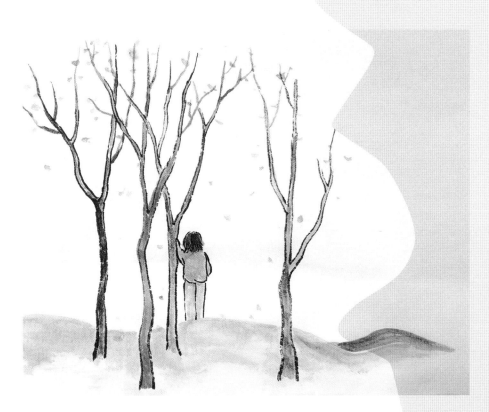

2 我是哮喘患者，日常生活需要注意些什么？

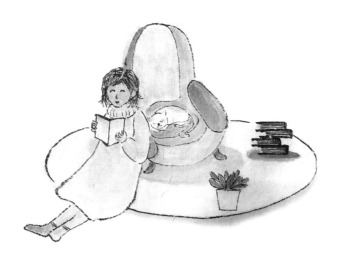

大多数哮喘患者属于过敏体质，故要避免接触导致哮喘发作的过敏原。过敏原主要分为三种：① 接触性过敏原，如室内尘螨、蟑螂、霉菌、宠物皮垢等。有些过敏原在生活中难以避免，如室内尘螨、蟑螂、霉菌等，但患者需要尽量减少接触，如床上用品要经常洗晒，室内应保持清洁通风，对宠物皮垢过敏者可将宠物寄养或避免接触等。② 吸入型过敏原，如花粉、草籽、烟雾、被污染的空气等，如在春暖花开的季节，或室外空气污染的时候，患者应尽量待在洁净的室内，少出门，如果必须外出，应佩戴口罩，减少吸入花粉、雾霾等。③ 食入性过敏原，如海产类、鱼虾、果仁类、牛奶、鸡蛋等食物，以及阿司匹林等药物，如已知既往某些食物或药物可诱发自己哮喘发作，患者应尽量避免再食用或服用。

（周锦桃）

3 我是哮喘患者，日常除了要避免接触引起哮喘的过敏原，还需要注意些什么？

哮喘患者日常除了避免接触引起哮喘的过敏原外，还需要注意：① 避免情绪过激，保持乐观的心态。在日常生活中患者应注意稳定自己的情绪，让自己面对各种各样的事情时都有一颗平常心，这样才能够让身体处于一种比较平和的状态。过于剧烈的情绪波动容易造成呼吸频率加快。一旦身体无法进行自我调节，则会出现呼吸功能的障碍。另外，悲观情绪会使身体抗病能力减弱，对病情不利。所以，患者应保持乐观情绪，树立战胜疾病的信心。② 随身备好药物。无论是外出还是在家，患者都需要随时能拿到药物，毕竟哮喘这种疾病发病的频率以及它发病的情况是不可预估的。所以一旦出现突发情况，第一时间通过药物来改善哮喘的症状是至关重要的，否则可能会产生各种各样的并发症。③ 注意饮食健康。营养学家研究发现，饮食和哮喘的发病率有关。首先，患者要选择清淡、易消化、富含营养的食物；其次，不要进食过热、过冷、过甜、过咸的食物；再次，应少食多餐，细嚼慢咽，不要过饱。 （周锦桃）

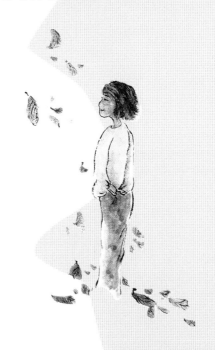

4 我是哮喘患者，长途旅行需要注意些什么？

哮喘患者旅行前应到医院做一次体检，了解身体状况是否适合旅行。如哮喘处于不稳定期，离不开哮喘药物，患者宜放弃旅行；如哮喘病情稳定，旅行时最好有人陪同，并带好平时的哮喘用药，以防万一。另外，旅行前患者需要先了解旅行目的地的气候，因为环境因素可能导致哮喘发作。如花粉过敏的人，若选择花开的春季去旅行，必须要特别小心花粉引发哮喘；如去寒冷的地方，患者则要做好防护，如戴口罩等，以免吸入较多冷空气，导致哮喘发作。

（周锦桃）

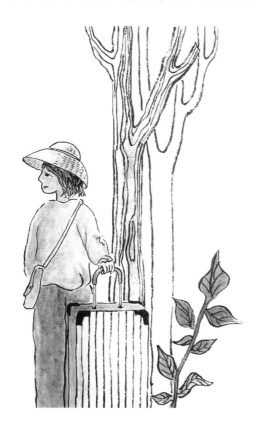

5 我是哮喘患者，平时适宜进行哪些运动呢？

哮喘患者适宜以下活动。① 散步：长期坚持适量散步可以促进血液循环，改善呼吸能力，增加肺活量。② 游泳：经常游泳能改善神经系统对体温的调节功能，提高人体对气候冷热变化的适应度，还可以提高肺活量，增强人体呼吸系统的功能。③ 慢跑：平时坚持 30~60 min 慢跑锻炼，可明显改善呼吸功能，但注意不要跑太快，且寒冷天气时要尽量避免跑步。④ 瑜伽：练习瑜伽可以促进胸部肌肉扩张，提高肺活量，帮助肺部吸收更多氧气，从而缓解和改善哮喘的症状。

（周锦桃）

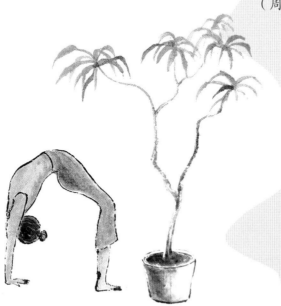

6 我养了只猫，但我有哮喘，这有影响吗？

随着物质生活水平的日益提升，宠物渐渐走进千家万户，为人们的生活带来快乐的同时，也给一些人尤其是哮喘患者的身体健康带来了隐患。

1. 饲养宠物会致哮喘发作或加重

猫、狗、鸟、鼠、兔等宠物均可导致哮喘发作或加重，其中猫是最重要的致敏宠物。宠物的毛发、皮屑、唾液、分泌物、排泄物可导致人（尤其是过敏体质的人）过敏，另外，宠物身上还会携带其他致敏物质如尘螨、花粉、真菌等。哮喘患者在接触这些过敏原后，会出现一系列

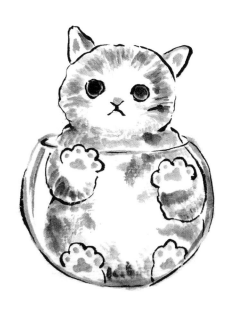

炎症反应，表现为新发哮喘或原有哮喘症状加重，如咳嗽、咳痰、胸闷、呼吸不畅、打喷嚏、流涕、流眼泪、鼻塞、皮肤瘙痒、皮疹等，有的患者甚至因为哮喘严重发作而住院治疗。

2. 哮喘患者不宜养宠物

一般我们不建议哮喘患者饲养宠物，但饲养多年的宠物，患者若自我评价哮喘症状的发作及过敏症状与该宠物无明显相关性时，可以继续饲养。但是，实验性地移走宠物几天测试是否对该宠物过敏，并不能得出正确结论，因为致敏物质会在家具、墙壁等周围环境中存在较长时间。对宠物过敏导致哮喘急性发作的患者，应果断放弃饲养宠物。如果一定要养宠物，可饲养宠物鱼、宠物龟之类的宠物，但饲养这一类宠物也应注意宠物容器等潮湿易致霉菌生长，进而也有可能导致哮喘发作或加重。

（雷伟）

7 我是哮喘患者，目前在备孕中，得注意些什么啊？

哮喘患者备孕，需要在生活的各个方面注意，最大限度地避免哮喘的急性发作。

1. 备孕哮喘患者应尽可能实现哮喘控制

有些患者可能有些疑惑："我是先治好哮喘再考虑怀孕吗？"首先，需要了解哮喘的本质。哮喘尚不能根治，但通过规范治疗和管理，可以控制。患者应在哮喘控制良好的基础上备孕。备孕的哮喘患者在备孕前需要到医院找专科医生进行哮喘控制水平评估，行肺功能、呼出气一氧化氮等辅助检查，了解目前哮喘控制水平是否适合备孕。在哮喘控制良好的基础上，才能进行备孕。控制不佳的哮喘会增加生产早产儿、低体重儿、先天畸形儿的风险，可导致孕妇出现难产、阴道出血、妊娠高血压及先兆子痫等不良事件。

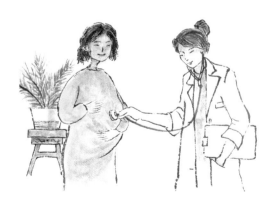

2. 备孕期间药物的使用

备孕期间的用药是备孕患者最关心的问题。很多患者担心药物对胎儿的不良作用，故自行药物减量或停药。这种做法是不对的。妊娠本身就是诱发哮喘加重的因素，因此备孕期间自行药物减量是不安全的。谨慎的做法是在保障用药安全的前提下维持当前哮喘控制药物方案不降级，若有情况，随时和专科医生保持密切的联系。

3. 保持心情舒畅不仅有利于备孕成功，还有利于哮喘控制

女性一旦计划怀孕，心理会发生微妙的变化，尤其是那些长期都怀不上宝宝的女性，心理压力更大，比一般人表现得更为焦虑、抑郁等，而紧张不安的情绪本身就是诱发哮喘急性发作的危险因素之一。备孕的哮喘患者应放松心情，避免劳累，调整好心态。

4. 避免危险因素

备孕哮喘患者在生活中要尽量避免或减少接触危险因素，如致敏物质、烟草烟雾、冷空气、香料等，做好防护，减少呼吸道感染机会。呼吸道感染也会诱发哮喘发作和加重。家庭中饲养宠物者，在备孕及妊娠期间最好送走宠物，避免因宠物过敏引起哮喘发作和加重。还要保持空气流通，若有条件，可安装空气净化装置。

哮喘患者在备孕期间一定要做生活的有心人，注意细节，最大限度地减少哮喘急性发作，最大限度地降低哮喘急性发作给自身带来的风险。

（雷伟）

8 孩子有哮喘，能上体育课吗？

当然可以。适宜的体能锻炼可以增强孩子的身体素质，改善其心肺功能，促进血液循环和新陈代谢，增强免疫力，从而减少哮喘急性发作，防止病情进一步发展。以运动为主的非药物治疗是哮喘管理的重要组成部分。牢记三大要素，安全运动无忧：首先，避免剧烈运动和竞争性强的运动，如百米赛跑、踢足球等；其次，随身携带能快速缓解哮喘症状的药物；再次，避免在寒冷和干燥的环境下运动。

（周锦桃）

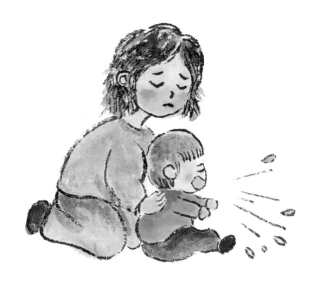

9 人家都说游泳可以锻炼肺活量，这样的运动对哮喘有帮助吗？

　　游泳是一项全身运动，对人体的心肺功能的锻炼有很大的帮助，尤其可以加强人体的呼吸功能，增强人体的抗寒能力和免疫力。因此，哮喘患者进行游泳锻炼是有助于身体健康的。需要注意的是：① 在游泳前要充分热身；② 不要在冷的环境下游泳；③ 要选择正规的游泳场所，警惕泳池里的消毒剂浓度超标导致哮喘发作。

（周童）

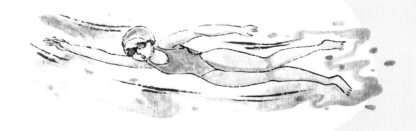

10 平时吹一吹峰流速仪，对控制哮喘真的有帮助吗？

　　峰流速仪是一种简易的肺功能检测工具，主要用来测定呼吸流量峰值（也就是我们经常所说的"PEF"）。哮喘发作时 PEF 下降。由于哮喘有通气功能随时间节律变化的特点，监测 PEF 日间、周间变异率有助于对哮喘的诊断和病情评估。患者使用峰流速仪可以自行监测 PEF 及变异率。这是客观判断哮喘病情的最常用手段，对于哮喘指导用药、监测病情变化、判断预后具有十分重要的意义。正确使用峰流速仪是哮喘患者自我管理的重要内容之一，对症状严重或症状不明显的患者而言是一种有用的监测方法。患者在起始治疗期间最好每天早晚做一次 PEF 测定，获得个人 PEF 最佳值，将这个最佳值准确记录在哮喘日记中。如有症状，应加测 PEF。如测得的 PEF 较最佳值下降 80%，则说明有哮喘急性发作先兆或哮喘控制不佳。此时患者应及时干预，减少哮喘的急性发作。

（周童）

我有哮喘，平时家里得准备一些什么急救药物呢？

　　哮喘的治疗药物分为控制性药物和缓解性药物。控制性药物是需要长期使用的药物，主要用于治疗哮喘患者的气道慢性炎症；而缓解性药物是指按需使用的药物，通过迅速解除患者气道痉挛，缓解患者胸闷气急等症状。

　　哮喘患者为了预防哮喘急性发作，家里需要常备的药物有速效的 β_2 受体激动剂（硫酸沙丁胺醇）、短效的抗胆碱能药物（异丙托溴铵气雾剂等）、布地奈德／福莫特罗、口服激素（甲泼尼龙片、泼尼松）、短效的茶碱、家用吸氧装置等。

（雷伟）

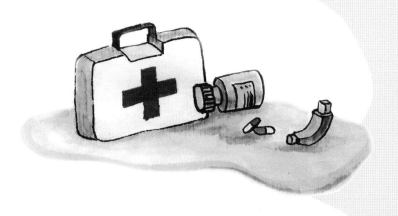

12 我爱人有哮喘。如果她在家里哮喘急性发作了，我该怎么办？

如果哮喘急性发作，患者可以在家中迅速进行自救。

主要的措施有：① 吸氧。② 脱离过敏原或者过敏因素。③ 立即使用速效的 β_2 受体激动剂，比如硫酸沙丁胺醇气雾剂，可根据病情轻重每次使用 1～2 喷，直到症状缓解。④ 增加使用布地奈德／福莫特罗 1～2 吸以迅速缓解症状。⑤ 增加一些平时未使用的控制性药物，比如吸入型激素。⑥ 如果缓解不理想，可以加用口服激素治疗，如口服孟鲁司特、口服缓释茶碱。⑦ 如果治疗后，症状缓解，患者可以联系主治医师，制订后续治疗方案。如果采取了上述干预措施仍然不能缓解哮喘，就需要紧急到医院就诊。

（雷伟）

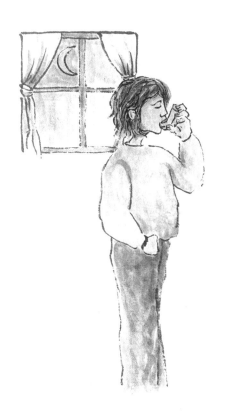

我有哮喘，对花粉过敏，到了春天该怎么办啊？

　　患者在发病季节应尽量居于室内，关闭门窗以减少室外花粉的进入。不要在室外晾衣服、被套、床单等，否则衣服、被套、床单等容易沾染花粉。出行要注意佩戴口罩或在鼻腔内涂抹花粉阻断剂，尽量少去公园、野外等植物较多的地方。从户外回来后要及时更换衣服，及时用水冲洗鼻子、清洗面部等暴露部位，提前进行对症处理。出门注意随身携带抗过敏药及哮喘急救药。发生哮喘症状要及时到医院就诊。如果一定要出行，要尽量避开花粉量高峰期（凌晨 5 时至上午 10 时以及黄昏时分）。另外，若有条件，可以到医院明确对花粉过敏，并在医生的指导下看看能否进行花粉脱敏治疗。

（雷伟）

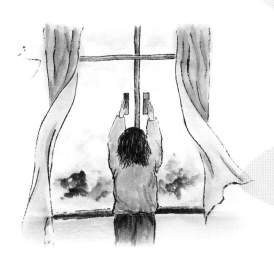

14 我有哮喘，对尘螨过敏，得注意些什么啊？

尘螨是室内最常见的过敏原。对尘螨过敏者，要最大限度地避免接触尘螨，在日常生活中需要注意一些细节：

（1）床上物品要勤洗，洗前冷冻或用热水烫洗都能有效杀死尘螨。可用烘干机烘干或者在太阳下暴晒床上物品，勤拍打。

（2）尽量不要在卧室放置地毯、织物玩具等容易积聚尘螨的物品。卧具应定期更换。

（3）使用吸尘器清洁房屋及使用杀螨喷雾剂等。

（4）勤开窗，加强通风；清洁房间时更应打开窗户。

（5）不要在家中晾衣物等，以免尘螨聚集。

（6）尽量不要养猫狗等宠物，它们身上容易携带螨虫。

（7）降低室内温度和相对湿度，抑制尘螨的生长。

如果患者对尘螨过敏，还可以在医生的指导下看看能否进行尘螨脱敏治疗。

（雷伟）

第二部分
认识慢阻肺

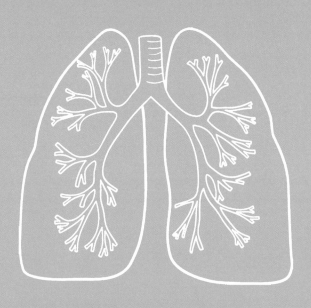

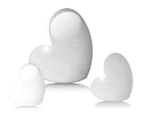

概 念 篇

1 什么是慢阻肺? 它有哪些特征?

慢阻肺即慢性阻塞性肺疾病,英文简称为"COPD",是一种以气流受限制为特征,进行性加重,完全不可逆的呼吸道疾病。得了这种病后,支气管会受到损伤而变窄,患者很容易出现呼吸困难和疲劳。

慢阻肺是非常常见却被严重忽视的"杀手性"疾病。据世界卫生组织统计,慢阻肺是"世界四大慢病"之一,同时也是"人类四大致死病因"之一。我国慢阻肺的现状非常严峻,不仅死亡率居世界各国之首,40 岁及以上人群慢阻肺的患病率也是全球之最,而且该病患病数据这些年来有增无减。

慢阻肺会逐渐加重,迄今还不能被完全治愈,但通过药物等治疗方式可以缓解。治疗可以减轻症状及延缓恶化速度。不吸烟及早戒烟就是最好的预防策略,及早发现、及早治疗则可以缓解症状及延缓恶化速度。

那么,慢性阻塞性肺疾病有什么特征呢? 其实,透过它的名称我们便可了解:① 慢性:指长期的慢性的疾病。② 阻塞性:空气进入肺部困难,包括吸气性和呼气性。③ 肺:病变发生于肺和气道。④ 疾病:它是一种疾病,而非身体的老化、机能的衰退。

(陈兴年)

2 慢性支气管炎是慢阻肺吗?

　　我们经常听到的慢性支气管炎常表现为咳嗽、咳痰，或有喘息，每年发病持续 3 个月或更长时间（总病程大于等于 2 年），可被认为是慢阻肺不同发展阶段的表现形式之一。吸烟和二手烟、职业危害因素、室内外环境污染是其发生的主要危险因素。

（陈兴年）

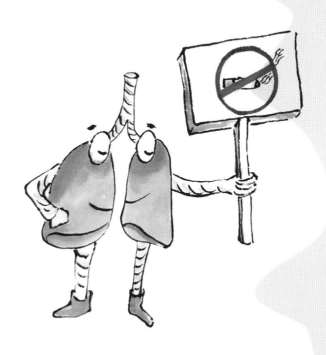

3 慢性肺气肿是慢阻肺吗？

　　慢性肺气肿可以被认为是不同形式的慢阻肺。慢性肺气肿常见的症状主要是呼吸困难，活动后加重，平静状态下缓和。吸烟和二手烟、职业危害因素、室内外环境污染是其发生的主要危险因素。

（陈兴年）

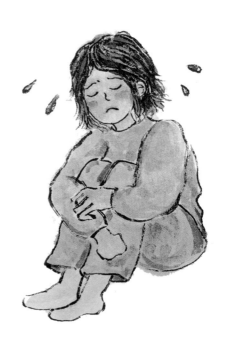

4 慢阻肺有哪些危害？对患者生活和工作有哪些影响？

据世界卫生组织估计，全球目前有 6 亿人患有慢阻肺，平均每年约有 270 万人死于慢阻肺，慢阻肺已成为世界第四大致死原因。慢阻肺具有不可逆性，无法根本治愈，只能在原有病情上进行控制。慢阻肺的发生严重影响患者的生活和工作。

1. 对肺部的危害

气管、支气管的慢性炎症反应会导致气管、支气管气道变窄、纤维化和肺泡失去弹性等，引起肺功能减弱，患者出现咳嗽、气短、运动耐力下降的症状。气道阻塞、肺实质和肺血管床的破坏与加重使肺通气和气体交换能力进一步减弱，肺泡内的氧气无法正常进入血液，血液内的二氧化碳无法排出到肺泡，这样体内就会出现缺氧、高碳酸血症，同时有严重的呼吸困难等症状。长期慢性缺氧以及肺血管的慢性炎症会引起肺血管广泛收缩和肺动脉高压，进而引发慢性肺源性心脏病，严重者会出现心力衰竭。这些症状轻则影响患者的社交活动、工作，重则影响患者的日常生活，甚至危及生命。

2. 对肺外器官的危害

慢阻肺的炎症反应不局限于肺部，亦引起全身不良效应，包括体重下降、营养不良和骨骼肌功能障碍等。此外，常发生于慢阻肺患者的合并症包括心血管疾病、骨骼肌功能障碍、代谢综合征、骨质疏松、抑郁和肺癌。这些都可能降低患者的活动耐力和生活质量。轻、中、重度气流受限者均可发生合并症，这是影响慢阻肺患者住院和死亡风险的独立危险因素。有合并症者症状更重，值得特殊重视和干预治疗。慢阻肺的常见合并症包括：

（1）心血管疾病：心血管疾病是慢阻肺的最常见和最重要合并症，主要有缺血性心脏病、心力衰竭、心房颤动（房颤）、高血压。

（2）骨质疏松：骨质疏松是慢阻肺的主要并发症之一，主要见于肺气肿患者，在体重指数下降和无脂体重降低的患者中也很常见。骨质疏松患者，如果使用全身激素不规范，极易使骨折的发生率增加。

（3）肺癌：肺癌是轻度慢阻肺患者死亡的主要原因。在慢阻肺的发病因素中，吸烟及有害粉尘等是肺癌的高危因素。长期吸烟及接触有害粉尘的慢阻肺患者，较易合并发生肺癌。而肺功能下降也对肺癌的治疗，特别是手术治疗产生不良影响。

（4）下呼吸道感染：慢阻肺患者气道的正常防御机制受损，呼吸道细菌负荷增加，在受凉或疲劳等因素下，极易出现下呼吸道的感染。

（5）代谢综合征和糖尿病：与慢阻肺患者的全身性炎症反应有关，部分患者的病情与全身激素的长期不规范使用有关。代谢综合征和糖尿病还可以影响慢阻肺患者的心血管疾病合并症的发生，严重影响患者的病情及预后。

（6）抑郁症：多发生于较年轻、女性、吸烟、肺功能较低、咳嗽，以及合并心血管疾病的患者。

（7）骨骼肌功能障碍：表现为骨骼肌重量逐渐减轻等，与慢阻肺患者的全身性炎症反应、全身氧化负荷异常增高等有关。骨骼肌功能障碍常导致消瘦、体重下降、四肢肌和呼吸肌萎缩，进一步加重呼吸困难。

（曾大雄）

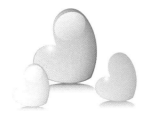

病因篇

1 哪些危险因素容易导致慢阻肺?

慢阻肺的病因很多，主要包括环境因素和遗传因素，其中吸烟是最主要的危险因素，但吸烟者中也只有 15% ～ 20% 患慢阻肺，因此个体的易感性也是影响发病的重要因素。简而言之，环境因素与个体的易感因素相结合导致慢阻肺发病。

▶ 环境因素

1. 吸烟

吸烟是慢阻肺发病最主要的危险因素。吸烟者发生咳嗽、咳痰及活动后气喘的比例明显高于不吸烟者，这种情况同样出现在被动吸烟者中。除了香烟，其他类型的烟草（如烟枪、雪茄、水烟）和大麻也是慢阻肺发生的危险因素。另外妊娠期吸烟可能会影响胎儿肺的生长发育。

2. 大气污染

大气污染也是慢阻肺发生的重要原因，一些研究者报道，生活在城市中的人群出现咳嗽、咳痰等呼吸道症状的概率比生活在农村的人群有所增加，这可能与城市中空气污染增加有关。我国的一项研究表明，在不吸烟人群中，生活在 PM2.5 年平均浓度 $\geq$ 75 $\mu g/m^3$ 的环境下，患慢阻肺的概率大概是居于 PM2.5 年平均浓度 $<$ 50 $\mu g/m^3$ 环境下的 2 倍。尤其是儿童，更容易受到大气污染的影响，使肺的发育和成熟受到损害，导致早期肺功能下降。

3. 职业性粉尘和化学物质

在工作场所长期接触粉尘和烟雾，不仅会导致气流受限和呼吸道症状，还可能导致肺气肿的形成和气体陷闭。职业性粉尘和化学物质包括有机或无机粉尘、化学物质和烟雾，如二氧化硅、煤尘、棉尘、盐酸、硫酸、氯气等。

4. 室内空气污染

在不发达地区，居住在通风不良的场所，用木材、畜粪等生物燃料或煤炭做饭、取暖，是不吸烟人群发生慢阻肺的重要原因。越来越多的证据显示，发展中国家女性慢阻肺的发生可能与烹饪过程中吸入生物燃料燃烧产生的气体有关。

▶ 个体易感因素

除了这些环境因素外，还有很多其他危险因素也与慢阻肺的发生有关，其中包括：

1. 遗传因素

比较明确的是先天性 α_1- 抗胰蛋白酶基因表达缺乏，其虽然发生率低，但与环境因素相互作用，将导致个体更易发生慢阻肺。还有一些基因易感性的研究结果显示：谷胱甘肽 S- 转移酶基因 M1 和 T1 缺失将增加慢阻肺的发生风险。

2. 肺发育不良

影响婴幼儿肺发育的因素，包括怀孕期间母亲吸烟、出生时低体重、营养不良、幼年严重呼吸道感染等。这些因素都有可能造成婴幼儿肺发育过程中的缺陷，导致成年后出现肺功能受损。有调查发现，低出生体重的学龄儿童肺功能较差，这些儿童以后若吸烟是慢阻肺发生的一个危险因素。

3. 哮喘和气道高反应性

哮喘是慢性气流受限和慢阻肺发生的一个危险因素，特别是不规律用药、病情控制不佳的哮喘患者更容易发生不可逆转的气流受限，导致慢阻肺的发生。另外，对各种刺激因子产生过强或过早收缩反应的气道高反应患者，也是慢阻肺发病的独立预测因素。

4. 感染

儿童时期下呼吸道感染可能是吸烟者发生慢阻肺的易感因素，因为儿童时期肺组织尚在发育，下呼吸道感染对肺组织的结构和功能均会产生不利影响，如果以后再吸烟，气道就更容易受到损害而发生慢阻肺。另外，肺结核也是慢阻肺发生的危险因素。

5. 社会经济地位

国外研究指出，社会经济地位低的人群患慢阻肺的风险相对较高，这可能与生活环境差、住房环境拥挤、营养不良及感染等因素有关。

了解发生慢阻肺的危险因素有助于我们采取健康的生活方式，特别是那些有易感因素的人群。不吸烟，避免接触二手烟，改善工作及生活环境，加强营养，对于预防慢阻肺的发生都是有益的。

（苏士成）

如何预防慢阻肺?

要想减少慢阻肺的发生，平常要重点做到以下几点：

1. 戒烟

吸烟会明显增加慢阻肺的发病率，是慢阻肺发生最常见的高危因素。80% ~ 90% 的慢阻肺患者为吸烟者。因此，吸烟者要及早戒烟！

2. 减少室内外空气污染

以前很多人误以为患有慢阻肺的只有男性，其实女性患者也不少。2019 版慢性阻塞性肺疾病全球倡议 (GOLD) 指出，越来越多的证据表明，许多发展中国家的女性暴露于现代和传统燃料生物量超标的室内，可能导致其易患慢阻肺。

大气污染和室内空气污染是慢阻肺发生的常见高危因素之一。我们要注意更换炊具、安装换气设备、调整烹煮方式等，减少室内油污污染，尽量避免在通风不好的地方使用生物燃料，也要减少到室外车流量大的地方活动。空气中的烟尘和二氧化硫会使慢阻肺急性发作者显著增加。

3. 加强职业防护

二氧化硅、煤尘、棉尘等粉尘以及烟雾、过敏原、工业废气等化学物质均可导致慢肺阻的发生。从事相关职业者，应按照相关要求做好防护工作。

4. 有效锻炼

我们可以根据自身情况做适当锻炼，一般选择时间短和低强度的项目，如步行、太极拳、广播操等。适当增加户外活动，以适应气候变化，锻炼耐寒能力，增强免疫力。腹式呼吸和缩唇式呼吸训练可以锻炼膈肌功能，增加肺泡通气量，改善气体分布，延缓病情进展。

5. 减少呼吸道感染

呼吸道感染是慢阻肺发病和加剧的一个重要影响因素。平时要加强锻炼，增强抵抗力，调节机体免疫功能，接种流感疫苗、肺炎链球菌疫苗等，预防感冒及呼吸道的反复感染。

6. 避免营养不良

慢阻肺患者全身炎症反应明显，对机体消耗较大，呼吸肌长期处于疲劳状态，常伴有营养不良，而目前认为营养不良是慢阻肺患者患病率和病死率增加的危险因素，因此要注意适当加强营养。

（苏士成）

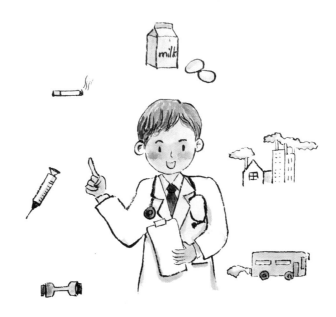

3 慢阻肺患者如何安然过冬？

　　在寒冷的冬季，慢阻肺患者除了要注意保暖，避免受凉感冒，预防呼吸道感染，避免引起慢阻肺急性发作的诱因外，在家中也要注意开窗通风，保持空气流通；多吃富含蛋白质和维生素、易消化的食物，保证营养；多喝水，避免室内空气干燥，保持气道湿润通畅，正确排痰；遵医嘱规范正确使用吸入剂、抗菌药物等。

（苏士成）

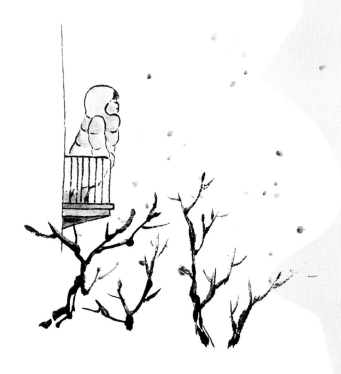

第二部分　认识慢阻肺

89

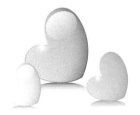

症状篇

1 哪些不适提示患有慢阻肺? 慢阻肺是不是一定都有症状?

慢阻肺最初可以没症状,之后患者逐渐出现:

(1) 气短:特别是活动之后。

(2) 哮鸣音:呼吸时可以听到肺里有吹口哨一样的声音。

(3) 咳嗽咳痰:常常咳黏痰。合并感染的时候有黄脓痰,痰液较多。

(4) 呼吸困难:呼吸困难的症状会逐渐加重,直至影响日常活动,连吃饭、喝水等活动都会伴随气喘。

大部分慢阻肺患者有咳嗽、咳痰、活动后呼吸困难等症状。但有的慢阻肺患者有可能没有任何症状,但是肺功能已经很差或者恶化。单纯靠临床症状判断有可能会遗漏。

(陈兴年)

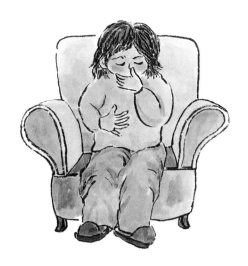

2 如何简单判断是否患有慢阻肺？

（1） Age：年龄大于 40 岁。

（2） Breath：呼吸困难。

（3） Cough/Cigarette：咳嗽或者抽烟。

以上三者有大于等于两项的，就要怀疑是否患有慢阻肺，需要去医院详细检查。

（陈兴年）

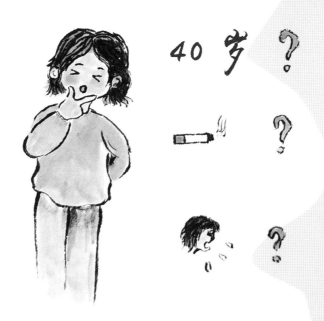

3 是不是只有中老年人才会患慢阻肺这个病?

　　慢阻肺多于中年以后发病,因此很多人觉得慢阻肺只是中老年病。其实不然,年轻人患病的也不少,只是没有及时被发现。

　　慢阻肺就像一把藏在身体里的"慢刀子",具有高致病、高致残、高致死等特点,但很多慢阻肺患者早期并无任何明显症状,咳、痰、喘等症状也易被患者忽视,从而导致八成以上的慢阻肺患者到医院就诊时已经到了疾病的中晚期。

　　因为慢阻肺早期可能没有症状,而肺功能检查是诊断慢阻肺的必备检查,所以对于一些可能患慢阻肺的重点人群,常规的肺功能检查非常必要,便于疾病的早发现。

（陈兴年）

4 怎么知道自己已经患上了慢阻肺呢？

如以下五个问题，你有三个回答"是"，就要当心自己已经患上了慢阻肺。此时你应该到医院做肺功能检查，以便早期诊断。

（1）现在是否吸烟，或者曾经吸烟？

（2）每天咳嗽数次？

（3）经常有痰？

（4）是否比同龄人更容易感觉气短？

（5）年纪是否超过 40 岁？

（陈兴年）

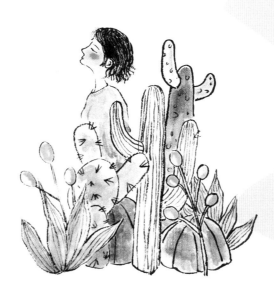

5 哪些情况的出现，提示慢阻肺严重了，需要及时就医？

慢阻肺的主要症状是咳、痰、喘，即咳嗽、咳痰或气喘（或胸闷、气短）。很多慢阻肺患者平时就有这些症状。那什么情况说明病情加重了，需要及时就医呢？

慢性咳嗽通常为慢阻肺的首发症状，初起呈间歇性，晨起严重，随着病情的进展，会逐渐出现早晚或全天咳嗽。咳少许黏液痰，清晨较多；合并感染后出现咳脓痰、黄绿色痰。气喘（气短或呼吸困难）是慢阻肺的标志性症状，早期仅仅在活动或干体力活时出现，以后逐渐加重，病情严重时甚至休息时也觉得气短、呼吸困难。此外，部分患者还会有一些全身症状，如体重下降、食欲减退、四肢肌肉萎缩和功能障碍、精神抑郁或焦虑等。慢阻肺患者的肺功能会出现逐年快速下降的现象。但这种肺功能的下降在早期存在一定的"静息区"。如果不做肺功能的检测，轻中度慢阻肺患者在相当长的时间内无法自己察觉到肺功能的下降，有时仅表现为活动后气促，多数活动耐力下降。而且慢阻肺患者多为老龄人，他们自以为肺功能的下降与身体功能状态下降有关，极易忽视这些症状。

慢阻肺分为稳定期和急性加重期。稳定期慢阻肺患者没有明显的咳嗽、咳痰、气喘等症状，或者这些症状长期处于稳定的状态。急性加重期慢阻肺患者的咳嗽、咳痰、气喘症状出现新的变化，并明显加重，平时长期使用的药物无法缓解这些症状。急性加重期慢阻肺主要与病毒感染、细菌感染、气候变化、有害气体或粉尘的接触、过敏等多种因素有关。患者出现症状急性加重时，就该去医院及时就医了。

其实，只要记住两点就可以了：

（1）原来的症状突然加重了。慢阻肺患者如果出现咳嗽比平时变多了，或者痰比平时更多了，或者胸闷、气喘更厉害了，说明出现了病情的急性加重，需要及时就医。当然，急性加重的原因多种多样，有时是感冒、病毒或细菌感染，有时是受凉、劳累，有时是接触了一些刺激性的物质，如雾霾、粉尘、油漆、花粉等。不管是何种原因，只要出现了症状的明显加重，平时的药物已经不能控制症状了，就说明要去医院看一看了。

（2）出现新的症状了。慢阻肺患者如果出现了下列新的症状，就说明出现了病情的加重，需要及时去医院调整治疗方案：平时只有咳嗽，现在咳痰比较多了；平时只有少量的清痰，而现在有黏痰或脓痰了；平时没有气喘，而现在走路或体力活动之后有气喘、胸闷；等等。

（曾大雄）

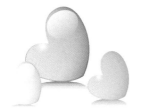

检查篇

患了慢阻肺，需做哪些检查？

以下检查项目可用于慢阻肺的诊断与评估：

1. 肺功能检查

慢阻肺的定义中强调气道存在不可逆性气流受限，而气流是否受限需要肺功能检查提供客观数据支持。由此可知，肺功能检查对于慢阻肺患者来说非常重要。肺功能检查包括通气功能检查和弥散功能检查，能够提供判断气流受限的客观指标，是诊断慢阻肺的"金标准"。同时肺功能检查对慢阻肺严重程度的评估和疾病进展、预后及治疗反应的评估等都有重要意义。

肺功能检查相关指标：① 用力肺活量（forced vital capacity, FVC），指最大吸气量后用最大努力、最快速度呼出的气量；② 第一秒用力呼气量（forced expiratory volume in one second, FEV_1），指最大吸气后 1 秒内的最快速呼出气量，简称一秒量；③ 一秒率（FEV_1/FVC），是判断气流受限程度的常用指标。

慢阻肺的诊断标准：吸入支气管扩张药后的一秒率低于 70%。慢阻肺的严重程度根据一秒率的数值划分，如表 1 所示。

表 1　慢阻肺的严重程度评估

严重度	肺功能及症状
Ⅰ级（轻度）	$FEV_1/FVC<70\%$，$FEV_1 \geqslant 80\%$ 预计值，有或无慢性咳嗽、咳痰症状
Ⅱ级（中度）	$FEV_1/FVC<70\%$，$80\% > FEV_1 \geqslant 50\%$ 预计值，有或无慢性咳嗽、咳痰症状

严重度	肺功能及症状
Ⅲ级（重度）	$FEV_1/FVC<70\%$，$50\% > FEV_1 \geqslant 30\%$ 预计值，有或无慢性咳嗽、咳痰症状
Ⅳ级（极重度）	$FEV_1/FVC<70\%$，$FEV_1 < 30\%$；或 $FEV_1 < 50\%$ 预计值，伴呼吸衰竭或心衰

2. 影像学检查

（1）胸部 X 射线检查：慢阻肺早期胸部 X 射线检查结果可无变化，以后可出现肺纹理增粗、紊乱等非特异性改变，也可出现肺气肿改变，如肺过度充气征，肺透光度增加。这些虽然对慢阻肺诊断用处不大，但对排除其他疾病及确诊合并症（如肺纤维化、支气管扩张、胸膜疾病、脊椎后凸、心脏肥大等）有意义。

（2）胸部 CT 检查：不作为常规推荐，不过，当存在合并症时，CT 检查对于鉴别诊断是有帮助的。

3. 血氧测定与血气分析

脉氧监测仪可用于评估患者血氧饱和度，并评估是否需要吸氧。血气分析对判断是否发生呼吸衰竭以及确定其类型有重要意义。

4. 运动耐量和体力活动评估

六分钟步行试验可用于评价慢阻肺的病情和疗效，并为制定肺康复治疗处方提供依据。

（苏士成）

第二部分　认识慢阻肺

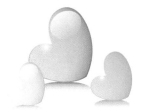

治疗篇

1 慢阻肺"咳、痰、喘"急性 加重该如何治疗?

慢阻肺患者短期内出现咳嗽、咳痰、呼吸困难比平时加重,或者出现痰量增多、咯脓痰,这种情况叫作慢阻肺的急性加重,往往需要改变用药方案,去除诱因,迅速纠正异常,早日恢复到稳定期状态。治疗主要从以下三个角度入手:

(1)慢阻肺急性加重最主要诱因是气管、支气管感染(包括细菌感染及病毒感染等)。对痰量增多、咯脓痰或者伴有发热的患者,应给予抗生素治疗。此时患者需要尽快至医院就诊,并在医生指导下使用抗生素,早日恢复到稳定期状态。

(2)化痰药物、支气管扩张剂、茶碱、糖皮质激素(首选口服,也可短时间静脉使用,连续5到7天)和控制性氧疗等都可以有效地改善慢阻肺症状,治疗慢阻肺的急性加重。

(3)在严重情况下,患者短期内会出现肺功能的急剧下降。通气不足可以伴发呼吸衰竭甚至昏迷。这是比较严重的疾病状态,大部分患者需要住院治疗,首选无创机械通气弥补通气不足,无效时可考虑有创机械通气。

(董凌云)

2 稳定期慢阻肺需要治疗吗？

　　稳定期慢阻肺也是需要治疗的。稳定期有效的治疗可以减少急性发作的频率及减轻急性发作的严重程度，长此以往，可以延缓肺功能的恶化，延长慢阻肺患者的生存期。稳定期的治疗通常包括药物治疗及肺康复治疗。

　　药物治疗方面，鼓励患者规律使用吸入制剂。吸入制剂包括支气管扩张剂（抗胆碱能药物、β_2 受体激动剂）和吸入型糖皮质激素（布地奈德、丙酸氟替卡松等）。支气管扩张剂的规律吸入是慢阻肺治疗的基石。肺功能下降明显或者合并支气管哮喘的患者可联合吸入糖皮质激素以更好地控制疾病进展。

　　慢阻肺患者在稳定期，除了长期吸入药物治疗，还需要进行肺康复治疗。肺康复治疗被认为是稳定期慢阻肺的核心治疗方案。如果患者的肺功能下降不明显，可采用慢跑、快走、慢走等方法进行康复；如果患者肺功能下降明显，可采用缩唇呼吸、腹式呼吸、呼吸操等方法锻炼呼吸肌。缩唇呼吸方法：鼻腔缓慢吸气直到无法吸入为止，保持吹口哨姿势缓慢呼气，注意呼气时不要用力将肺排空，每天练习 3～4 次，每次 15～20 分钟，吸气时默数 1、2，呼气时默数 1、2、3、4，呼气时间是吸气时间的 2～4 倍。腹式呼吸方法：吸气时，膈肌收缩下降，腹肌松弛，保证最大吸气量；呼气时，腹肌收缩帮助膈肌松弛，随腹腔内压增加而上抬，增加呼吸潮气量。每分钟呼吸 7～8 次，每次 10～20 分钟，每日锻炼 2 次。

（董凌云）

3 慢阻肺患者能做手术治疗吗?

　　慢阻肺是"老慢支"和"肺气肿"的总称,在严重情况下可导致呼吸困难和肺功能下降。根据肺气肿的严重程度来区分,可分为弥漫性肺气肿和局限性肺气肿。如果是局限性肺气肿的病人,是可以手术治疗的,可以通过肺减容手术来改善病情,缓解病人呼吸困难的症状。

（董凌云）

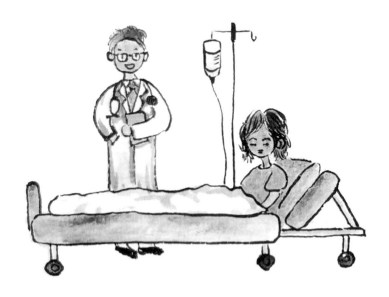

4 慢阻肺需要长期"消炎"治疗吗？

这里的"消炎"治疗是指"激素"治疗。很多患者听到"激素"治疗就产生恐惧心理。其实，确诊慢阻肺的患者是需要长期接受吸入制剂治疗的。吸入制剂包括支气管扩张剂（抗胆碱能药物、β_2受体激动剂）和吸入型糖皮质激素（布地奈德或丙酸氟替卡松等）。肺功能下降明显或者合并支气管哮喘的患者需要联合支气管扩张剂及吸入型糖皮质激素以更好地控制疾病进展。慢阻肺的"激素"每日吸入剂量非常小，并且采用吸入这种局部治疗的方式，全身的药物吸收量更小，所以在专业医师的指导下长期应用吸入制剂是非常安全的，但应避免长期应用口服激素全身治疗。

（董凌云）

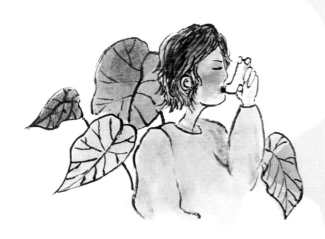

第二部分　认识慢阻肺

为何提倡吸入疗法？
吸入疗法有哪些注意事项？

慢性阻塞性肺病病变部位在呼吸道（包括各级支气管，主要位于中小支气管），因此药物如果能迅速到达呼吸道，并选择性作用于呼吸道，将发挥其最大的作用，同时避免药物达到血液等身体其他组织引起相应副作用。而如果通过最常见的口服途径给药，虽然简单方便，但因药物需要经过胃肠道吸收，会受到胃肠道生物利用度的影响。口服途径药物吸收后会通过血液流经肝脏，受到肝脏各种酶类作用，部分药物代谢灭活；仍然保留活性的药物会再次进入血液，经血液循环至呼吸道（气管、支气管），最终仅小部分药物达到气管、支气管发挥作用，所以口服途径对于慢性阻塞性肺病的治疗不是最理想的方式。吸入疗法是通过特定装置将药物制成气溶胶、干粉或雾化溶液，通过呼吸动作吸入气道的给药方法，因此相对于口服方法，它能更快速达到呼吸道各级支气管，并选择性作用于气管、支气管，是一种理想的给药方法。

1. 吸入疗法治疗慢性阻塞性肺病的解剖及生理学基础

① 呼吸道黏膜及黏膜下存在多种神经和药物受体。

② 呼吸系统是与外界密切相通的系统，可以借助吸气动作吸入药物。

③ 呼吸系统表面积巨大，正常成年人的肺泡总数达 2.8×10^6 个，总面积达 90 m^2，有利于吸入型药物的吸收。

④ 吸入型药物在呼吸道发挥作用之前不受胃肠道及肝脏作用的影响。

2. 吸入疗法的优点

① 作用直接：药物通过呼吸动作直接作用于呼吸道。

② 作用迅速：吸入 3 ~ 5 min 即可发挥作用。

③ 治疗药物剂量小：例如 β 受体激动剂特布他林口服剂量为每次 1.25 ~ 2.5 mg，而吸入治疗时仅需 0.25 mg。

④ 全身副作用少：由于所需药物剂量小，大部分作用于呼吸道，仅有小部分吸收入血液，因此药物引起的副作用明显小于口服给药。

3. 注意事项

① 使用吸入药物之前必须掌握正确的吸入方法。吸入方法将决定吸入呼吸道内药物的吸入量。

② 吸入含有糖皮质激素的药物后必须漱口，避免口腔感染的发生。

4. 常用吸入疗法的药物使用方法

① 噻托嗅铵吸入剂：思力华／天晴速乐。

思力华的使用步骤（图 1）：

a. 向上拉打开防尘帽，然后打开吸嘴。

b. 取出一粒胶囊（只在用前即刻取出），将其放入中央室中。无论以何种方式放置胶囊均可。

c. 用力合上吸嘴直至听到"咔嗒"一声，保持防尘帽敞开。

d. 手持药粉吸入器使吸嘴向上，将刺孔按钮完全按下一次，然后松开，这样可在胶囊上刺出许多小孔。吸气时药物便可释放出来。

e. 完全呼气（先做一次深呼吸）。注意：无论何时都应避免呼气到吸嘴中。

f. 举起药粉吸入器放在嘴上，用嘴唇紧紧含住吸嘴，保持头部垂直，缓慢地深吸气，其速率应足以能听到胶囊振动。吸气到肺部全充满时，尽可能长时间地屏住呼吸，同时从嘴中取出药粉吸入器，重新开始正常呼吸。

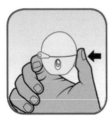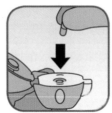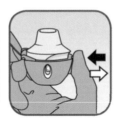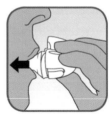

图 1　思力华的使用步骤

重复步骤 e 和 f 一次，胶囊中的药物即可完全吸出。

g. 再次打开吸嘴，倒出用过的胶囊并弃之。关闭吸嘴和防尘帽。

② 吸入型 β 受体激动剂／糖皮质激素：舒利迭／信必可都保。

舒利迭的使用步骤（图 2）：

a. 第一步：打开。

用一手握住外壳，另一手的拇指放在拇指柄上。向外推动拇指直至完全打开。

b. 第二步：推开。

握住准纳器，使得吸嘴对着自己。向外推滑动杆直至发出咔哒声。这表明准纳器已做好吸药的准备。每次当滑动杆向后滑动时，使一个剂量药物备好以供吸入。剂量指示窗口有相应显示。不要随意拨动滑动杆，以免造成药物的浪费。

c. 第三步：吸入。

握住准纳器，并使之远离嘴。在保证平稳呼吸的前提下，尽量呼气。切记不要将气呼入准纳器中。将吸嘴放入口中。深深地、平稳地吸入药物。切勿从鼻吸入。将准纳器从口中拿出。继续屏气约 10 s，在没有不适的情况下尽量屏住呼吸。缓慢恢复呼气。

d. 第四步：关闭。

关闭准纳器，将拇指放在拇指柄上，尽快向后拉。当关上准纳器时，发出"咔哒"声表明关闭。滑动杆自动返回原有位置，并复位。准纳器又可用于下一次吸药物的使用。用完后，用水漱口并吐出。

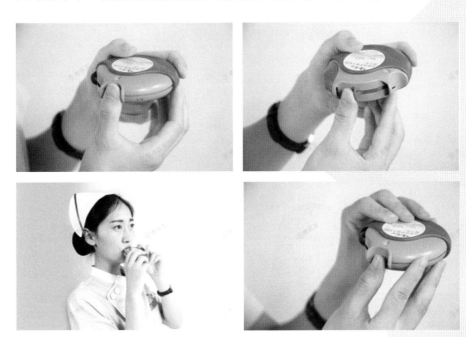

图2　舒利迭的使用步骤

信必可都保的使用步骤（图3）：

a. 旋松并拔出瓶盖，确保红色旋柄在下方。

b. 拿直信必可都保，握住底部红色部分和信必可都保中间部分，向某一方向旋转到底，再向反方向旋转到底，即完成一次装药。在此过程中，会听到一次"咔哒"声。

c. 呼气，不可对着吸嘴呼气。

d. 轻轻地把吸嘴放在上下牙齿之间，双唇包住吸嘴，用力且深长

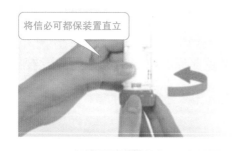

将信必可都保装置直立

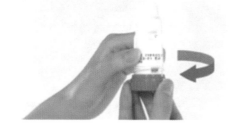

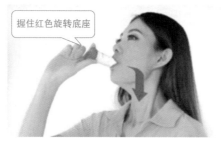

握住红色旋转底座

图 3　信必可都保的使用步骤

地吸气。

　　e.将吸嘴从嘴部移开，屏气约 5 s，然后呼气。

　　f.若处方中需要多次剂量，则重复步骤 b ~ c。

　　g.旋紧盖子。

　　h.吸入药物后，必须用水漱口。

（胡斯明）

6 科学认识用糖皮质激素治疗慢阻肺

提到糖皮质激素（简称激素），大家都会想到它的副作用：使身体发胖；导致骨质疏松，引发股骨头坏死；抑制免疫力，使抵抗力下降；引起血糖升高、皮质类固醇征、消化道溃疡、电解质紊乱；等等。因此，老百姓谈到糖皮质激素都会非常抵触，都不愿意接受含有糖皮质激素的药物。

那么慢阻肺患者治疗中，糖皮质激素真的如老百姓所认为的那样如洪水猛兽一般恐怖吗？

首先，我们要认识吸入型糖皮质激素。目前临床常用的吸入型糖皮质激素有丙酸氟替卡松、布地奈德和丙酸倍氯米松等。这些药物可通过吸入装置，高浓度地随气流进入气道，直接被气道和肺泡上皮组织吸收，在数分钟内发挥作用，减轻气道壁局部的炎症反应，减少气道上皮细胞的过度分泌，改善气道的紧张痉挛状态，可以有效地降低气道阻力，让空气进出更通畅，缓解气喘症状。吸入型糖皮质激素联合吸入型长效β_2受体激动剂已经成为临床治疗重度慢阻肺的一线用药。

其次，我们来谈一谈大家所担心的糖皮质激素的不良反应。糖皮质激素是由人体肾上腺皮质分泌的一类甾体激素，具有调节糖、脂肪和蛋白质合成、代谢的作用，还有抗炎、调节免疫等作用。临床上吸入型糖皮质激素治疗慢阻肺的每日用量仅为几百微克（相当于口服剂量的1/10至1/20），且临床研究显示：如正确使用吸入型糖皮质激素，约

20%的药物进入肺部（根据不同的吸入装置和患者的配合程度有所差异），仅有1%的药物沉积在口腔。随着吞咽动作进入消化道，通过肺血管及消化道血管吸收入血的药物在肝脏被大部分灭活后，剩下的极少量药物进入血液循环。吸入型糖皮质激素的一个特点就是在肝脏的灭活比例高，可以减少全身不良反应。常用的药物如信必可都保（含布地奈德）和舒利迭（含氟替卡松），其灭活比例都超过90%，因此真正带来的全身不良反应微乎其微。当然每种药物都可能会产生不良反应。吸入型糖皮质激素产生的常见不良反应有念珠菌性口腔炎、咽喉炎及声音嘶哑等。

为了避免不良反应的发生，我们在使用吸入型糖皮质激素期间又应该注意什么呢？

（1）遵循医嘱，不随意增减剂量。若病情未见显著改善或趋于严重，不能自行增加剂量，而当病情出现好转时也不可随意减少剂量，调整用药应在医生指导下进行。

（2）用完吸入剂后务必漱口。这里所说的漱口是深部漱口，这样才能清除残存在咽喉附近的药物，减少不良反应的发生。

（3）关注药物不良反应。虽然现有资料证实吸入型糖皮质激素非常安全、有效，但长期应用时还需注意观察是否有不良反应发生，并定期进行血糖、血脂检查，定期进行骨密度检测等。

（胡斯明）

科学认识抗生素治疗慢阻肺

由于慢阻肺急性加重的主要原因是呼吸道感染，因此抗生素在慢阻肺急性加重的临床处置中具有重要地位，但这并不意味着可以不加选择、无原则地应用抗生素。

患者本身须科学看待抗生素，不应无理由地使用抗生素及无目的地选择抗生素，否则不仅影响治疗效果，而且会增加耐药风险。

1. 何时需要用抗生素

无脓痰者加强支气管扩张剂雾化吸入治疗，可暂不用抗菌药物，但应密切观察病情变化，一旦出现感染迹象应酌情加用抗菌药物。

如果出现如下症状，需要立即使用抗生素：

（1）出现脓痰（呼吸困难加重、痰量增加和痰液变为脓性三个症状同时出现，或仅出现包括脓痰在内的任何两个症状）；

（2）需要机械通气支持。

2. 用药之前要做耐药菌感染风险评估

（1）无预后不良危险因素的患者以做流感嗜血杆菌、肺炎链球菌、卡他莫拉菌这三种菌感染风险评估为主。这三种细菌是肺炎常见的细菌。

（2）具备下列任一预后不良危险因素的中重度患者以做肠杆菌科细菌及产 β - 内酰胺酶细菌的感染风险评估为主。这两种菌属耐药菌。

预后不良危险因素包括：

a. 年龄 ≥ 65 岁；

b. 第 1 秒用力呼气容积占预测值百分比（FEV$_1$ pred）≤ 50%；

c. 每年急性加重次数 ≥ 2 次；

d. 合并心脏疾病；

e. 需持续氧疗。

（3）发生多重耐药菌感染时，往往出现对常规抗生素的耐药，导致治疗失败。既往抗菌药物治疗、气管内插管、长期吸入或全身性皮质类固醇使用以及严重肺功能损害是多重耐药菌感染的独立危险因素。

（4）铜绿假单胞菌是一种特殊的病原体，其感染需区别对待。铜绿假单胞菌感染的危险因素如下：

a. 近 1 年住院史；

b. 经常（>4 次／年）或近期（近 3 个月内）抗菌药物应用史；

c. 极重度慢阻肺（FEV$_1$ pred<30%）；

d. 应用口服糖皮质激素（近 2 周服用泼尼松 >10 mg/d）；

e. 既往分离培养出铜绿假单胞菌。

3. 如何选择抗菌药物

病情较轻者：除高度耐药者，推荐使用青霉素、阿莫西林加或不加克拉维酸钾、大环内酯类、氟喹诺酮类、第一代或二代头孢类抗生素，一般可口服给药，门诊上即可获得。

病情较重者：可用 β－内酰胺类／酶抑制剂、第二代头孢类、氟喹诺酮类和第三代头孢类，严重者需要联合用药，有时这些药仅供住院患者使用。

有铜绿假单胞菌危险因素者：可选择环丙沙星、抗铜绿假单胞菌的 β－内酰胺类、不加或加用酶抑制剂，同时可加用氨基糖苷类抗生素。

4. 口服还是静脉用

给药方式取决于患者的进食能力和药物在体内的代谢特点，能口服的患者尽量口服给药，病情严重或不能口服的患者采用静脉给药，病情稳定后改为口服给药。吸入抗菌药物没有获得认可。

5. 需要用多长时间

呼吸困难改善和脓痰减少表示治疗有效。一般感染的抗感染疗程为5～7天，复杂感染（合并肺炎、支气管扩张及耐药菌感染等）可适当延长治疗周期至10～14天。

6. 其他非细菌类病原体的问题

（1）真菌感染。

反复住院慢阻肺患者下呼吸道可检出曲霉，但是否感染需医生根据临床症状、影像学及疾病严重程度综合判断。

（2）病毒。

除流感病毒外，临床上不主张经验性抗病毒治疗，抗流感病毒推荐使用神经氨酸酶抑制剂，如奥司他韦。

（3）非典型病原体。

非典型病原体对慢阻肺急性加重的致病作用尚难确定，但有些抗细菌类抗生素（如阿奇霉素、沙星类）亦能覆盖不典型病原体。

7. 如果选用了抗生素却治疗无效，和哪些因素有关

（1）糖皮质激素与支气管扩张剂使用不规范，痰液引流不畅。

（2）未能覆盖感染病原微生物，合并了耐药菌感染。

（3）合并了曲霉感染。

（4）并发了院内感染。

8. 还需注意有无合并其他感染性疾病

（1）社区获得性肺炎（CAP）。

需行胸片或肺部 CT 检查明确本次病情加重有无合并肺炎。

（2）支气管扩张继发感染。

有些慢阻肺患者会合并支气管扩张。此类患者易有细菌定植或反复下呼吸道感染，还易有绿脓杆菌感染。

（3）误吸致吸入型肺炎。

部分老年患者会合并进食呛咳，或合并口腔慢性感染，增加误吸风险，导致肺部感染。

（陈成）

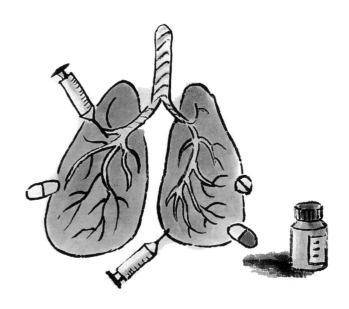

8 慢阻肺在中医学中属于什么疾病？

　　慢阻肺属于中医学的"肺胀""喘病""咳嗽"等范畴，其中"肺胀"是指多种慢性肺系疾患反复发作，迁延不愈，导致肺气胀满、不能敛降的一种病证，严重者可出现神昏、痉厥、出血、喘脱等危候。肺胀源自《黄帝内经》，其中《灵枢·经脉》曰："肺手太阴之脉……是动则病肺胀满，膨膨然喘咳。"《灵枢·胀论》云："肺胀者，虚满而喘咳。"其后，张仲景在《金匮要略·痰饮咳嗽病脉证并治》中"咳逆倚息，短气不得卧，其形如肿"的描述，指出了肺胀的特征。《金匮要略·肺痿肺痈咳嗽上气病脉证并治》云："咳而上气，此为肺胀，其人喘，目如脱状，脉浮大者，越婢加半夏汤主之。"又云"肺胀，咳而上气，烦躁而喘，脉浮者，心下有水，小青龙汤加石膏汤主之"，将"肺胀"明确作为病名来探讨其方证治法。肺胀以肺部胀满、咳嗽、气喘为病症特点，病名突显了病位和病机，与慢阻肺的临床特点相符合。

（吴娟娟）

9 中医学认为肺胀的病变部位
和病理因素有哪些？

　　肺胀的病变部位首先在肺，继而影响脾、肾，后期病及于心，久则脏腑虚衰。病理因素主要为痰浊、水饮、血瘀，互为影响，兼见同病。《诸病源候论·咳逆短气候》云："肺虚为微寒所伤，则咳嗽。嗽则气还于肺间，则肺胀。肺胀则气逆，而肺本虚，气为不足，复为邪所乘，壅痞不能宣畅，故咳逆短气也。"可见肺虚、肺气不足是肺胀发生的根本条件。《证治汇补·胸膈门·附肺胀》曰："肺胀者，动则喘满，气急息重，或左或右，不得眠者是也。如痰挟瘀血碍气，宜养血以流动乎气，降火以清利其痰。"说明痰、瘀是肺胀发生和发展的重要环节，痰、瘀既是肺胀疾病发展的中间病理产物，也是导致肺胀进一步加重和恶化的病理因素。

（吴娟娟）

10 肺胀的中医治疗原则有哪些?

肺胀发作期的治则为急则治标,治疗以宣肺化痰、止咳平喘为基本法则。对病情危重者,治疗应采取中西医结合的方法,尽快控制患者病情,慎防进展为喘脱危候。本病证属本虚标实,虚实夹杂,患者因本虚而反复感邪,则病程迁延,进行性加重。治疗应扶正固本与祛邪兼顾,急性期以祛邪为要,治以清热、涤痰、活血、宣肺降气、开窍而立法,兼顾气阴;稳定期则以扶正补虚为主,治以益气(阳)、养阴为主,兼祛痰活血。

(吴娟娟)

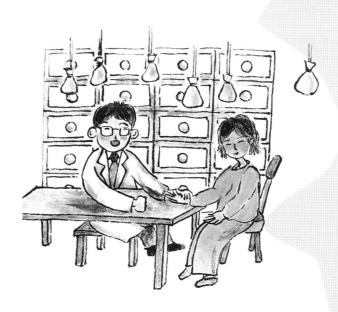

11 慢阻肺患者的常见证型和中医治法有哪些？

慢阻肺患者的中医诊治，要根据个体特点与疾病的标本虚实辨证论治，常见的证治分类和治疗原则如下：

（1）痰浊壅肺证：患者胸闷气短，喘息稍劳即著，咳嗽痰多，色白黏腻或呈泡沫状，常伴有进食减少、多汗、乏力等症状，舌暗，苔薄腻或浊腻，脉小滑。以化痰降气、健脾益肺为治则，方选苏子降气汤合三子养亲汤加减，常用药有苏子、前胡、半夏、厚朴、陈皮、白术、茯苓等。

（2）痰热郁肺证：患者咳逆气粗，胸满喘息，痰黄或白黏难咯，或伴身热、口渴欲饮，尿黄，便干；舌边尖红，苔黄或黄腻，脉数或滑数。以清肺化痰、降逆平喘为治则，方选越婢加半夏汤或桑白皮汤加减，常用药有桑白皮、黄芩、石膏、杏仁、贝母、葶苈子、知母、芦根等。

（3）痰蒙神窍证：患者神志恍惚，谵妄，烦躁不安，昏迷、咳逆喘促，咯痰不爽，舌质暗红或淡紫、紫绛，苔白腻或黄腻，脉细滑数。以涤痰、开窍、熄风为治则，方选涤痰汤加减，常用药有胆南星、枳实、石菖蒲、竹茹、橘红、半夏等，另服安宫牛黄丸或至宝丹清心开窍。

（4）阳虚水泛证：患者喘咳不能平卧，咯痰清稀，心悸，面浮，下肢浮肿，甚则一身尽肿，腹部胀满有水，尿少，纳差，舌胖质黯，苔白滑，脉沉细。以温肾健脾、化饮利水为治则，方选真武汤合五苓散加减，常用药有附子、桂枝、茯苓、白术、生姜、赤芍、椒目、葶苈子等。

（5）肺肾气虚证：患者呼吸浅短难续，声低气怯，甚则张口抬肩，不能平卧，咳嗽，痰白如沫，腰膝酸软，小便清长，或尿有余沥，舌淡或黯紫，脉沉细无力，或结代。以补肺摄纳、降气平喘为治则，方选平喘固本汤合补肺汤加减，常用药有党参、五味子、冬虫夏草、脐带、沉香、熟地黄、人参、黄芪、款冬花、半夏等。

（吴娟娟）

12 稳定期慢阻肺患者适合中医治疗吗？

　　肺为气之主，肾为气之根，肺胀日久则肺肾俱虚，气失所主，肾不纳气，则喘促频发。缓解期以本虚为主，肺气不降，肾气不纳，则见喘息声低、气短不续。因而，肺肾气虚证是缓解期肺胀患者最常见和最有代表性的证型，扶正固本，补肺纳肾为其主要治疗方法。中医药学不仅对防治"肺胀"（慢阻肺）急性发作有着悠久的历史，而且在对其缓解期的防治上也具有一定的优势。多年来的研究表明，中医药治疗在减少慢阻肺急性加重次数、减轻患者症状、提高运动耐力和减缓肺功能衰退等方面均具有较好的疗效。

（吴娟娟）

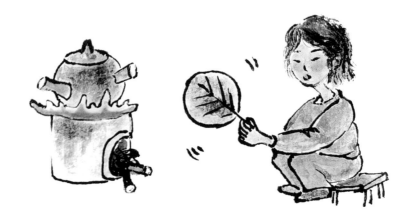

13 稳定期慢阻肺患者适合服用膏方吗？

　　膏方最早记载在汉唐以前的典籍中，至明清逐渐发展成熟。膏方不仅用于增强机体功能，还用于治疗和预防疾病。中药膏方内服是防治慢性肺系疾病的有效方法，对于处于慢阻肺稳定期的患者尤为适宜。膏方"全面兼顾、以衡为补"，可以达到标本兼顾、扶正固本、预防慢阻肺反复发作、抑制病情恶化进展的目标，充分体现了中医"治未病"的防治思想，而且具有冬令调补、全年受益的特色优势，其疗效特点也得到了多数现代研究的证实。膏方进补适合慢阻肺等慢性疾病者和亚健康者，但服用者一定要在医生指导下进行，医生因各人体质不同，根据中医理论辨证论治，为患者"度身定做"，有的放矢，以达到调整人体机能的目的。服用膏方时，若遇外感、腹泻等急性病，宜暂停服用。

（吴娟娟）

14 稳定期慢阻肺患者能进行冬病夏治的穴位敷贴治疗吗？

"冬病夏治"正是利用夏季三伏时令自然界的阳气强盛、阴寒消减之势，利用人体阳气旺盛、气血充沛之机，来祛除体内寒邪之沉疴，温补病家亏损之阳气，以预防和减轻冬季宿疾发作为目标的一种治疗方法。所谓"冬病"是一个相对的概念，是指在寒冷冬季容易发病或病情加重的疾病，呼吸内科常见的慢性支气管炎、慢性阻塞性肺疾病、支气管哮喘、反复感冒等均属于冬病范畴。其发病时节在冬，主要原因是冬季寒邪为患，易损伤人体阳气和导致血脉循行不畅，引起脏腑功能失调。

穴位敷贴疗法是冬病夏治中实用性较强的治疗方法之一。中医的整体观念认为：人体是一个有机整体，人与自然也是紧密联系的整体。人体的五脏六腑、四肢百骸、皮毛腠理等都由经脉相互贯通，将药物敷贴于体表相关穴位，可通过经络调节人体机能而达到防病治病的目的。选用具有散寒祛邪、培阳扶正功效的中药在夏季做穴位敷贴，正与《内经》所说的"春夏养阳"的道理相吻合，以达到天人相应的状态。另外，由于夏季气温较高，人体皮肤表面血液循环增加，毛孔舒张，做穴位敷贴更有利于发挥中药的疗效。因此，在排除感冒发热、病情急性加重、糖尿病血糖控制不佳、皮肤过敏等禁忌症的情况下，稳定期慢阻肺患者很适合进行冬病夏治的穴位敷贴来防治疾病，可起到事半功倍的作用，帮助慢阻肺患者平稳过冬。

（吴娟娟）

15 如何改善慢阻肺患者的营养状态?

对于"营养"这个问题，无论是电视、报纸或者是微信朋友圈的"养生文章"，都会教大家如何做到营养均衡，但是对于慢阻肺患者的营养问题，无论是传统媒体还是网络媒体都很少涉及。在慢阻肺患者的健康管理中,营养这方面的内容是很重要的。在此,笔者从以下七个方面简要介绍一下。

1. 慢阻肺患者为什么容易出现营养不良?

很多慢阻肺患者觉得"营养不良"这个词一般都用在"吃不饱、穿不暖"的贫困人群身上，怎么说都跟自己没什么关系。其实不然，慢阻肺不仅是一种呼吸系统疾病，还是对人体各个系统均可造成影响的全身性疾病。营养不良是慢阻肺患者的常见合并症。有研究报道，60%的缓解期慢阻肺患者存在营养不良（轻～中度40%、重度75.8%）；在门诊、住院和危重抢救的慢阻肺患者中，低体重者分别为33%、40%和68%。换句话说，10个慢阻肺患者，有6个存在营养不良。

引起慢阻肺患者营养不良的原因有很多，主要有：① 摄入不足；② 消耗增加；③ 消化吸收出现问题；④ 自身内分泌改变，蛋白质更易流失。

2. 慢阻肺患者为什么要进行营养支持治疗?

慢阻肺患者要说了："努力控制好我的慢阻肺，营养不良是不是就不用管，甚至情况自己会好转？"这是错误的想法。长期与慢阻肺这个"病魔"做斗争，是一场"消耗战"。营养状况就像"粮草"，"粮草"不足，人体就会出现体重下降、消瘦、免疫功能低下、反复的感冒和气道感染、心理状态失衡等症状，因而不利于疾病的康复。

更有研究表明，营养不良可造成慢阻肺患者呼吸系统的结构性损害，导致肺通气的调节反射和肺部免疫防御能力减弱，进而使肺组织损伤的修复和肺泡表面活动物质的合成受到影响，甚至导致呼吸衰竭等危重病情。换句话说，营养不良就像是给肺脏拆掉了"护甲"，让本来就不健康的肺脏更易加重损害。所以，无论是处于慢阻肺稳定期还是处于急性加重期，患者都应该进行营养支持治疗，有效改善营养状况，最终降低死亡率、缩短住院时间和减少治疗费用等。利用日常饮食来恢复健康，几乎无副作用，是一种非药物治疗的重要方法。

3. 适宜慢阻肺患者的饮食结构有什么特点？

适宜慢阻肺患者的饮食结构，简单概括就是"两高一低"：高蛋白、高脂肪、低碳水化合物。专家建议慢阻肺患者的蛋白质每日摄入量为 1.2～1.5 g/kg（体重），选择优质蛋白，如鸡肉、鸭肉、猪瘦肉、鱼类、鸡蛋、奶类等。慢阻肺患者可以适当多进食一些含脂肪比例高的食品，这样有利于热量的补充，因为 1 g 脂肪提供的热量高达 9 kcal。慢阻肺患者为什么要进食低碳水化合物呢？因为米、面等碳水化合物比例太高，会造成机体内二氧化碳生成增加，进一步加重二氧化碳的潴留，使病情加重和疾病死亡率上升。慢阻肺患者不妨吃些易消化又有饱腹感的粥类，比如燕麦粥、小米粥、银耳粥等。

但病情危重的慢阻肺患者不宜进食过多的高蛋白食物，以免刺激呼吸中枢过度兴奋，加重呼吸困难，以及增加胃肠道负担。碳水化合物的比例也要合理控制，以防加重体内的二氧化碳潴留。

慢阻肺患者的饮食除了要保证足够的热量，还应补充高纤维、多种维生素及矿物质。钙是维持骨骼、肌肉正常功能的重要成分，但患者服用降压药或利尿剂都会引起钙的流失。患者平时可多摄入鱼类、肉类、油菜、芹菜、柑橘、香蕉等食物。

4. 慢阻肺患者的饮食要注意哪些问题？

慢阻肺患者需要增加营养，但应该注意哪些问题呢？进食要尽量避免能够产气的食物，如红薯、豆类、油炸食品、碳酸饮料、啤酒、牛奶、玉米、哈密瓜等，防止发生腹部胀气，导致膈肌向上移，阻碍肺脏的正常气体交换。还要避免食用过冷、过热与过咸的食物，以减少这些食物刺激支气管黏膜，引起阵发性咳嗽。患者如果合并肺源性心脏病，伴有腹水、水肿、尿量减少等症状，则需严格控制钠的摄入量，保证每日食盐量小于 6 g，要限制酱油、味精等化学调味品，以及奶酪、火腿、咸猪肉、罐装汤、酱汤、腌制食品、薯片、苏打饼干等的摄入，可适当使用些不含盐的调味品，如柠檬汁、醋、洋葱粉、胡椒等。

慢阻肺患者的饮食一般不需要特别忌口，任何有营养的食物都可适当食用，但要忌烟酒。大量饮酒易使血管扩张，甚至导致出血。另外，吸烟不仅是慢阻肺发病的高危因素，还是慢阻肺患者的绝对禁忌，会加重支气管黏膜组织损伤，加速病情进展。

慢阻肺患者进食要养成良好的饮食习惯，注意做到细嚼慢咽、少食多餐，以防进食时因过快过急而出现腹部饱胀，加重患者呼吸困难的症状。患者如在进餐时有明显的呼吸困难，则应暂停进食，休息或者按照医生要求持续吸氧。

5. 慢阻肺患者应如何饮水？

慢阻肺患者正确饮水也是十分重要的。慢阻肺患者的痰液一般都比较多，机体的水分不足则易造成痰液黏稠、不易咯出，以及口腔黏膜和皮肤干燥、大便秘结等。因此，慢阻肺患者最好能保持每天的饮水量在 2 000 mL 左右，饮用方法以少量、多次为宜。这有助于气道湿化，使痰液容易咯出，能改善咳嗽、咯痰症状，减少肺部感染的产生。如果医生告知慢阻肺患者需要限制水分摄入量时，则应遵医嘱执行。

6. 慢阻肺患者如何进行中医食疗？

从中医食疗养生的角度来看，慢阻肺患者的体质和病情特点的不同，饮食也有所侧重。若患者咳嗽痰多，痰色白、质黏腻或呈泡沫状，胸闷乏力，舌苔白腻，脉小滑，则属痰浊阻肺，可多食白萝卜、杏仁、干姜、芫荽子等有助于温化痰湿之品。若患者咳喘气粗、痰黄或白黏难咯，口渴欲饮，大便干结，舌质红、苔黄腻，脉滑或滑数，则属痰热郁肺，可选枇杷、梨、西瓜、莲子心、苦瓜、荸荠、蜂蜜等清润之品。若患者平素易感冒，多汗，气短声低，纳食不兴，大便溏薄，舌质淡，舌边有齿痕，苔薄白，脉细软，则属肺脾气虚，可多食山药、茯苓、薏苡仁、扁豆、大枣等食物健脾补肺。如患者咳嗽气短，畏寒肢冷，腰膝酸软，小便清长，甚则下肢浮肿，舌质淡，苔白滑，脉沉，则属肺肾阳虚，宜用食温热性食物，如羊肉、红枣、核桃、桂圆等。如患者喘促气短，咳呛痰少，口干咽燥，夜间盗汗，舌质红，舌苔光剥，脉细数，则属肺肾阴虚，可选择百合、银耳等滋阴润肺的食物，还可多食紫河车、龟、猪牛羊的脊髓、甲鱼等来补肾填精。

7. 慢阻肺患者如何进行茶疗保健？

茶叶性凉而平和，有清热泻火、生津止渴、提神开胃等功效。大量科学研究显示，茶叶中的化学成分有抑制病原微生物、抗氧化、防治动脉硬化、减轻香烟的毒害、抗癌和抗突变等作用。茶作为一种被饮用数千年的健康饮料，自古以来与中医药有着十分密切的关联。茶药相配、以药代茶的"茶疗"，历代医著中多有记载。茶疗形式多样、易于配制、服用方便、安全有效，因而有着广泛的应用。

西汉《神农食经》有云："茶茗久服，令人有力、悦志。"将茶叶配伍适量的中草药，不仅可调和药味，还能对药起协同作用，有利于发挥一定的治疗作用。因此，慢阻肺患者日常进行茶疗保健有很多益处。

（吴娟娟）

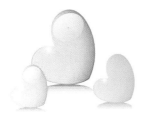

管理篇

1 世界慢阻肺日是哪天？

　　世界卫生组织将每年 11 月第三周的周三定为"世界慢阻肺日"，宗旨就是帮助人们增强对慢阻肺的认识，提高公众对慢阻肺作为全球性健康问题的了解和重视程度，改善慢阻肺诊断不足和治疗不力等现状。

（陈兴年）

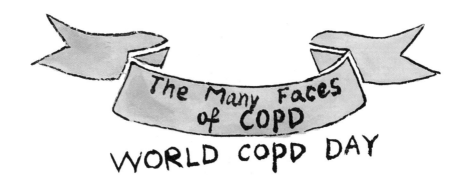

2 慢阻肺合并哪些疾病更要引起重视？

慢阻肺可以出现很多合并症，这些病情则会使病情更加复杂，现在我们来谈一谈慢阻肺的合并症。

1. 感染——慢阻肺急性加重的元凶

慢阻肺是一种全身慢性炎症性疾病。慢阻肺患者免疫力低下，容易并发多种感染，包括病毒、细菌、真菌感染等。反复发生的急性细菌性及病毒性感染与慢阻肺急性加重显著相关。因此患者经常需要应用抗菌药物。但长期反复使用抗生素将导致细菌耐药性的增加和患者体内的菌群失调，所以患者不要不规范地应用抗菌药物，要在专科医生的指导下使用。慢阻肺患者一旦出现发热、咳嗽频率增多、痰液由白转黄、痰量增多等情况，应及时到正规医疗单位就诊。

2. 糖尿病——慢阻肺的"甜蜜伴侣"

慢阻肺可累及全身器官，而糖尿病和代谢综合征是其重要的合并症。糖尿病和代谢综合征使慢阻肺患者病情复杂，急性加重及住院次数增多，死亡率增加。糖尿病患者在急性应激时，容易出现代谢紊乱，慢阻肺病情迅速恶化，此时，不论哪一类型的糖尿病患者，均应按实际需要使用胰岛素治疗以度过急性期，待急性期并发症缓解后再调整糖尿病治疗方案。代谢综合征是一组以肥胖、高血糖、血脂异常以及高血压集结发病的临床综合征。这些因素直接促进动脉粥样硬化性心血管疾病的发生、发展，也增加了 2 型糖尿病的发病风险。因此，一旦慢阻肺合并 2 型糖尿病，甚至合并了代谢综合征，患者就需要根据自身肺功能情况"迈开腿"，根据自身营养状况"管住嘴"，将血糖、血脂、血压、体重控制在理想的范围内，降低心肺的负担。

3. 肺癌——慢阻肺的"难兄难弟"

慢阻肺是气道慢性炎症性疾病。这类患者罹患肺癌的风险明显升高，这是因为两者的高危因素也大致相同，它们都与吸烟、粉尘、空气污染有关。每年约有 1% 的慢阻肺患者会患上肺癌，约 33% 的慢阻肺患者死于肺癌。同时，有研究发现，轻中度慢阻肺患者肺癌的发病率较重度慢阻肺更高，这说明在早期慢阻肺患者中筛查肺癌至关重要。另外，肺癌人群中慢阻肺漏诊率高达 92.9%，因此，医生对于肺癌患者也要特别注重慢阻肺的诊断。

上述研究均提示，慢阻肺患者在治疗慢阻肺的长期过程中，还要做好防癌工作。首先，要注意自己症状的变化。慢阻肺合并的肺癌主要是鳞癌，由于肺癌的发生并非一两天出现的，早期并一不定出现肺内大肿块，也有可能是在黏膜下生长的癌细胞，因此，慢阻肺患者要经常注意自己症状的变化，比如咳嗽的声音是否发生了变化，痰中是否出现了血丝，气喘的症状是否无论如何都不减轻。如果出现这样的情况，应至医院做相应的检查。其次，定期进行低剂量 CT 检查是非常必要的。由于肺癌的发生是逐渐且缓慢的过程，癌变可能是个长达数年的过程，因此，在治疗慢阻肺的过程中，患者要注意定期复查低剂量 CT。它能定量判断肺功能的损害程度，也能筛查出肺部肿块，起到一箭双雕的作用。最后，对同时患上慢阻肺和肺癌的患者来说，慢阻肺治疗不当将影响肺癌远期预后。因此，治疗肺癌的同时必须加强对合并症慢阻肺的规范化管理。

4. 支气管扩张——慢阻肺的常见并发症

慢阻肺是一组气流受限为特征的肺部疾病，气流受限持续存在，并呈进行性发展。支气管扩张是由于支气管及其周围肺组织慢性化脓性炎症和纤维化，使支气管壁的肌肉和弹性组织被破坏，导致支气管变形及持续扩张。这两个疾病都是常见的慢性呼吸系统疾病，有着相似的临床特点及病理生理学特征，如慢性咳嗽、咳痰，易因感染而反复加重，以及不可逆的气流受限。有研究表明，所有 GOLD 分期的慢性阻塞性肺疾病患者支气管扩张的发病率为45%，并且随着分期等级的增加而增加。而中重度慢性阻塞性肺疾病患者较高的支气管扩张患病率，与严重的气流受限、致病菌以及过去一年因急性加重入院次数有关。临床上同时存在慢性阻肺和支气管扩张的患者的症状往往较单纯慢阻肺患者更严重，死亡率也更高，治疗也更为困难，故慢阻肺合并支气管扩张的诊断与治疗非要重要。

慢阻肺患者在治疗慢阻肺的长期过程中，还要做好支气管扩张的诊断与治疗。首先，要注意自己的症状，慢阻肺合并支气管扩张的患者更多见于长期吸烟史的老年患者，每日咳痰量会更多，急性加重更频繁，肺功能也更差。其次，高分辨 CT 是目前公认的评价支气管扩张的首选影像学检查方法。随着胸部 HRCT 在慢阻肺患者病情评估中的广泛应用，许多中重度慢阻肺患者被发现同时存在支气管扩张。因此，定期复查胸部 HRCT 对于慢阻肺患者是非常必要的。最后，对于慢阻肺合并支气管扩张的患者，戒烟是首要任务。同时，这类患者可能需要更长疗程的抗感染治疗。

5. 心血管疾病——慢阻肺的重要合并症

心血管疾病是慢阻肺最常见和重要的合并症。二者共有一些危险因素（如吸烟、高龄、环境污染和不良生活方式等），经常相伴而行，临床表现相似。研究表明，慢阻肺患者罹患主要心血管疾病（高血压、缺血性心脏病、心律失常、心力衰竭、外周血管疾病）的概率是正常人的

5 倍。合并心血管疾病亦增加了慢阻肺患者的住院率。所以在发现慢阻肺的同时，医生通常会建议患者进行心电图、心脏彩超等心血管方面的检查，对病情做进一步评估。

当慢阻肺与心血管疾病合并出现时，患者在药物的选择应用方面更加需要注意。慢阻肺常用的支气管扩张剂包括 β_2 肾上腺受体激动剂（如布地奈德福莫特罗、沙美特罗替卡松等）和 M 受体阻滞剂（如噻托溴铵粉吸入剂等）。这两种支气管扩张剂多采用吸入方式给药，一般来说全身副反应比较小，但可能引起心悸等不适。心血管疾病常用的药物 β 肾上腺受体阻滞剂（如：酒石酸美托洛尔）亦可能导致慢阻肺患者胸闷症状加重。因此，慢阻肺与心血管疾病合并患者需要更严谨的治疗方案。

6.肺栓塞——慢阻肺的可怕并发症

慢阻肺是肺栓塞发生的高危因素，与慢性炎症的存在、患者运动减少等因素有关。由于血液高凝，来自静脉系统或右心的内源性或者外源性栓子堵塞了肺动脉或其分支，导致肺栓塞。肺栓塞可引起肺循环和呼吸功能的障碍，甚至猝死。常表现为气促加重、低氧、胸痛或咯血，很容易被误诊。那么，慢阻肺患者如何避免这一可怕的并发症呢？生命在于运动。慢阻肺患者亦不能因为肺功能下降而限制了运动。在慢阻肺稳定期，患者可依据自身肺功能情况酌情选择慢跑、散步或太极拳等有氧运动；当慢阻肺急性发作后无法下床运动时，可在家属帮助下尽量在床上活动伸展肢体，避免下肢深静脉血栓的形成。一旦确诊合并肺栓塞也请不要恐慌，应及时就医，配合医护诊治，规律用药。肺栓塞的经典治疗药物为华法林。在使用华法林抗凝治疗期间，饮食及用药都可能影响华法林发挥抗凝作用，因此，服用华法林的患者当发生其他疾病就诊时，需要告知医生目前所用药物，尽量选择不产生相互影响的药物。另外，服用华法林的患者需要密切观察有无牙龈出血、皮肤出血、痰中带血、黑便、头痛等情况，需要定期至医院监测 INR 这一指标，在医生的指导下根据 INR 的指标决定是否调整华法林的用量。当然，现在患者还可以在医生的指导下选择新型的抗凝药物，比如达比加群酯胶囊、利伐沙班。总而言之，肺栓塞有一定风险，但仍是可防可治的疾病。

7. 自发性气胸——慢阻肺的危急并发症

慢阻肺患者由于肺部组织的弹性回缩力变差、终末细支气管和肺泡组织扩张、内部气压增大，致使表层的胸膜容易出现破裂而易发生自发性气胸。自发性气胸常常表现为突然加重的呼吸困难，持续而不能缓解。这时候患者要及时到医院行 X 线检查明确。在确诊气胸后，医生会根据气胸的类型、病因、发作频次、肺压缩的程度、病情状态及有无并发症等选择适当的治疗方式。轻症患者可经吸氧、卧床等保守治疗治愈。但慢阻肺合并气胸患者往往需要进行胸腔穿刺减压。胸腔穿刺后，医务人员利用一根管子和一个特殊的瓶子来把胸腔内的气体引流出来，从而缓解患者胸闷症状，从而达到让患肺复张、伤口逐步愈合的目的。很多接受胸腔穿刺引流的患者和其家属都会有这样的疑问：这根管子和这个瓶子什么时候能从身体上移走呢？这就因人而异了，总体来说取决于患者的年龄、营养状态、基础肺状态、气胸的类型等。一般来说，有基础肺疾病、肺压缩时间长、营养状态差的老年患者气胸愈合相对困难。小部分的患者可能需要接受手术治疗。因此，慢阻肺患者，尤其是慢阻肺合并肺大疱患者不应进行负重运动，要尽可能避免用力屏气的动作。上述患者一旦突然出现胸闷气喘加重，伴或不伴有胸痛，症状持续难以缓解，应及时至医院就诊。

8. 骨质疏松——慢阻肺患者骨折的重要诱因

40%～70% 的慢阻肺患者存在骨密度降低，甚至骨质疏松。骨质疏松程度和慢阻肺严重程度呈正相关，也就是说，慢阻肺越严重，骨质疏松也可能越严重。晚期骨质疏松的患者极易发生骨折，尤其易发生脆性骨折，甚至咳嗽都可能导致肋骨骨折。最常见的骨质疏松症诱发的骨折是椎体压缩性骨折。椎体压缩性骨折最常见的部位是胸腰椎交界处和胸正中部位。大约 60%～70% 的椎体压缩性骨折症状隐匿，不易被发现，也使骨质疏松症难以诊断。椎体压缩性骨折会增加患者的住院时间，使患者生存质量恶化，椎体压缩性骨折通常伴随着严重的背部疼痛和驼背，继而导致胸腔空间减少，导致肺功能受损。发生肋骨骨折则会导致胸部疼痛、肺换气不足以及咳痰能力下降，从而使慢阻肺患者的疾病程度加重。此外，骨质疏松症诱发的骨折会进一步减少慢阻肺患者的活动程度，增加深静脉血栓的形成和肺栓塞的风险。因此医生应增强对慢阻肺患者骨质疏松的认识，给予患者相应的治疗并配合一定的生活方式干预，以降低慢阻肺患者中骨质疏松以及骨质疏松性骨折的发生率。慢阻肺患者在行为方式及病理生理上常具有以下特征：吸烟、运动减少、低氧血症和高碳酸血症、反复使用糖皮质激素、营养不良、高龄（>60 岁）。这些都是慢阻肺患者合并骨质疏松症的风险因素。慢阻肺患者往往不可避免地发生不同程度的骨量减少甚至骨质疏松，但骨质疏松是可以治疗乃至避免的。慢阻肺患者自身可以做到：① 在慢阻肺急性期尽早就诊，定期随诊；② 正确使用吸入器，尽可能地发挥吸入激素的效果，减少全身用量；③ 戒烟；④ 长期低流量吸氧，改善低氧血症；⑤ 加强体育锻炼，多参加户外活动，增加日光照射量，促进维生素 D 合成；⑥ 合理膳食，加强营养。当然，做好跌倒预防，选择防滑舒适的鞋子，适量运动，小心活动，能够直接减少骨折意外的发生。慢阻肺的患者也可以到医院进行骨密度的测定评估，平时多补充钙质，遵医嘱服用一些改善骨质疏松的药物。

9. 抑郁和焦虑——影响慢阻肺患者社会功能的元凶

慢阻肺患者常常因为慢性疾病的煎熬和生活自理能力的减弱，出现不同程度的抑郁和焦虑，极大地降低了生活质量，严重影响其治疗依从性，导致其免疫状态下降，呼吸道感染次数增多，从而进一步加重慢阻肺的病情，增加疾病的死亡率。其中，抑郁发生率为35.7%，焦虑发生率为18.3%。吸烟既是慢阻肺发病的独立危险因素，又与抑郁／焦虑的发生存在明显的相关性。此外，女性患者及文化程度低、独居、收入水平低、低龄、合并两个以上的并发症、社会支持度低的患者更易并发抑郁、焦虑障碍。抑郁、焦虑障碍的核心症状包括情绪低落、快感缺失和兴趣缺乏，伴有乏力、食欲减退、睡眠障碍等躯体症状以及精神运动性激越或阻滞等，严重时会引发自杀观念或行为。总体上，慢阻肺患者出现抑郁和焦虑是长期进行性躯体障碍和社会支持系统功能障碍等共同导致的。而无论是慢阻肺本身，还是慢阻肺患者的抑郁和焦虑状态都是可预防及可治疗的。一定的心理和身体的治疗能够明显改善患者的预后，所以患者在确诊后，可以找呼吸专科的医生咨询，对这一疾病的病情发展特点和预后加强认识，增强治疗的信心。一般来说，慢阻肺患者的抑郁和焦虑的治疗同一般焦虑、抑郁患者的治疗方法相似，然而，确诊抑郁、焦虑症症则需要精神病专科医生。患者一旦出现了抑郁和焦虑的部分表现，可进一步寻求精神科医生的帮助，在呼吸专科医生、精神专科医生的共同帮助下，改善抑郁、焦虑情绪，提高生活质量。

（董凌云）

3 如何预防慢阻肺急性加重？

慢阻肺急性加重，不仅会对患者的肺功能带来严重打击，还可能直接危及患者的生命。因此，治疗慢阻肺，就要尽最大可能预防其急性加重。

1. 预防呼吸道感染

慢阻肺急性加重最常见的诱因是呼吸道感染。近80%的慢阻肺急性加重有明确的病毒或细菌感染依据。诱发其急性加重的病原体可以是病毒、细菌或非典型病原体。细菌感染往往继发于病毒感染，部分患者还会有真菌感染。

2. 疫苗接种有一定作用

临床实践证明，接种流感疫苗、肺炎链球菌疫苗等对预防慢阻肺患者反复感染有益。患者接种后可对相应的微生物形成特异性免疫，可减少呼吸道感染，从而明显减少急性发作与住院次数。

3. 缓解期药物治疗很重要

慢阻肺患者缓解期规律治疗可以减轻症状，减少急性发作的发生频率和严重程度，改善健康状况和提高运动耐力，从而延缓疾病的进展。缓解期的药物治疗主要包括：

（1）规律、正确地使用支气管舒张剂。

（2）酌情使用化痰、祛痰类药物。

（3）对慢阻肺合并疾病的药物治疗，如对心脏疾患、糖尿病等的药物治疗。

4. 戒烟极其重要

戒烟，包括戒二手烟、电子烟，是保护肺功能的首要措施，也是目前改善肺功能最有效、最经济的措施。

5. 常态化居家治疗需落实

（1）家庭氧疗。

家庭氧疗适应症：

a. 血气分析中 $PaO_2 \leqslant 55$ mmHg 或指尖血氧饱和度（SpO_2）$\leqslant 88\%$。

b. 血气分析中 PaO_2 在 $55 \sim 60$ mmHg 或指尖血氧饱和度（SpO_2）$< 89\%$，并有肺动脉高压或心衰。

吸氧时间和吸氧浓度：

a. 一旦开始长期家庭氧疗就应尽可能长时间吸氧，最好 24 h 持续吸氧，最低不能少于 15 h/d，包括进餐、如厕和运动时。

b. 伴有二氧化碳潴留的患者，吸氧流量一般在 $1 \sim 2$ L/min，切记尽量不要超过 3 L/min，否则容易造成呼吸抑制。

不适合夜间吸氧的情况：

a. 有夜间低氧但不满足长期氧疗标准的慢阻肺患者。

b. 合并阻塞性睡眠呼吸暂停、肥胖低通气或重叠综合征患者。

（2）日常饮食调整。

慢阻肺患者因病程长，胃肠功能较弱，易出现营养摄入降低，而营养不良又会加重患者的呼吸肌疲劳，加重呼吸困难。因此，慢阻肺患者需摄入足量的蛋白质、维生素，食用清淡、易消化的食物，如瘦肉、鱼类、蛋类、大豆制品、新鲜蔬菜和水果。同时，慢阻肺患者要适当多饮水，保持呼吸道湿润，这样有利于痰液的排出。

（3）康复治疗。

慢阻肺患者可视自身情况选择合适的肺康复治疗方式。

（4）生活环境调整。

慢阻肺患者应尽量保持房间温度稳定（以 18 ℃～20 ℃为宜）。还要经常开窗通风换气，保持室内空气流通。同时，应根据天气的变化及时增减衣物，避免受凉。环境温度低，吸入型气体温度也比较低，气道收缩剧烈且局部免疫防御功能下降，易受病菌侵袭发病。同时，患者要留意气象预报中的大气污染指数，在大气污染严重时应减少外出，或外出时佩戴口罩。

（陈成）

4 慢阻肺患者如何做居家氧疗和居家无创呼吸机治疗？

1. 慢肺阻患者为什么需要氧疗？

慢阻肺，顾名思义就是肺内气管存在阻塞。由于气道长期受损，慢阻肺患者肺里面的气管也就阻塞变细了，导致患者呼吸费力，并且症状随着病情的加重会越来越严重。

正常人的肺相当于一个已经充了一部分气的气球。每次吸气相当于往这个气球里面打进一定量的气体，呼气则相当于从气球里面放掉一部分气体。慢阻肺患者的呼气困难比吸气困难更加严重。患者吸进去的气不容易排出来，导致这个"气球"里面的气越来越多，形成肺气肿。

空气中的氧气和人体产生的二氧化碳交换的场所叫肺泡，正常人每分钟至少需要 4 L 空气进入肺泡才能够满足人体的需要。而由于长期的呼吸费力和肺气肿，慢阻肺患者每分钟进行气体交换的空气少于 4 L。没有足够的空气进入人体，人体就无法获得足够的氧气，会出现缺氧。轻度缺氧会导致注意力不集中、智力和视力减退，缺氧进一步加重会导致头痛、烦躁不安、记忆力障碍、神经错乱，甚至昏迷、心脏停止跳动等。为了纠正缺氧，慢阻肺患者需要吸氧治疗。

2. 如何用最简单的方法纠正缺氧？

纠正缺氧的一个很简单的方法就是吸氧。吸氧能够提高吸入肺里面的空气的氧气含量。虽然进入肺里面的空气量没有增加，但同样时间内进入肺里面的氧气量增加了，改善了缺氧。对于一些慢阻肺患者而言，长期氧疗可以提高他们的生活质量，延长生存期。

3. 如何居家氧疗？哪些人还需要居家无创呼吸机治疗？

慢阻肺患者居家氧疗的目的是改善患者的缺氧，减少脏器的损伤，减缓并发症的产生。氧疗分为长期氧疗和间断（按需）氧疗两种方式。对于平时休息时候也存在严重缺氧的患者提倡的是长期氧疗（每日至少要吸氧 15 h，最好 18 h 以上）。吸氧时间短，将达不到治疗的效果。

居家氧疗的方式有很多，如租赁氧气瓶，购买制氧机等。氧气瓶比较重，搬运不便，而且高浓度氧气也有发生爆炸等风险，所以氧气瓶的使用比较少。现在使用较多的是制氧机。制氧机有电子制氧机、富氧膜制氧机、分子筛制氧机等几种，使用最广泛的是分子筛制氧机。空气中最主要的气体是氮气和氧气。制氧机采用分子筛的技术，把小分子的氮气过滤掉，而相对大分子的氧气被保留了下来。这样留下的气体中的氧气浓度就会提高。

间断氧疗或者按需氧疗主要适合睡眠性低氧血症和运动性低氧血症患者。前者日间不存在缺氧，而在夜间入睡后会出现低氧；后者仅仅在运动时出现缺氧症状。这类患者可以在夜间睡眠或者运动时吸入氧气，缓解低氧症状，改善呼吸困难症状，提高生活质量。当然如何选择氧疗方式一定要咨询主诊医生。

肺的作用除了提供人体需要的氧气外，另一个作用就是排出体内的废气——二氧化碳。二氧化碳的排出和进出肺泡的空气量明显相关。如果进出肺泡的空气明显减少，如一分钟少于 3 L，就会造成肺里面的二氧化碳不能被充分排出，导致血里面的二氧化碳浓度升高。血液二氧化碳浓度升高会引起头痛、头晕、烦躁不安，甚至昏迷、危及生命等。对于肺功能很差，体内二氧化碳水平明显高于正常人的患者，除了需要居家长期氧疗，还应该考虑家庭用的无创呼吸机治疗。这种呼吸机采用呼吸面罩的方式，用一定的压力帮助患者呼吸，使患者呼吸更加轻松，进出肺泡的气体更多，还可以改善肺里面气体的分布，帮助患者将二氧化碳排出体外。

4. 既然吸氧有好处，居家氧疗时吸氧浓度可以很高吗？

对于慢阻肺患者而言，吸氧浓度不是越高越好。吸氧时的一个重要的注意事项是要求低流量吸氧，就是吸入的氧气不能太多。我们知道氧气进入人体后经过复杂的化学反应会变成二氧化碳，然后排出体外。二氧化碳排出体外也是通过肺。低氧是刺激患者呼吸的一个主要因素。吸入氧气太多，会使患者的身体觉得已经不缺氧了，就会反射性地抑制患者的呼吸，从而使患者的通气量进一步下降。通气量下降会使体内的二氧化碳更难排出，而升高的二氧化碳会反过来抑制呼吸，使患者的通气量进一步下降，引起恶性循环，最终导致患者因体内二氧化碳浓度过高而昏迷，甚至死亡。

（徐春明）

5 慢阻肺患者如何做居家康复治疗?

慢阻肺和吸烟密切相关,吸烟可以说是慢阻肺、恶性肿瘤、心脏疾病、脑血管疾病及肺炎甚至高血压、糖尿病等最主要危险因素之一。吸烟的慢阻肺患者首要任务是戒烟。随着年龄的增长,肺功能会逐步下降,而吸烟患者肺功能下降的速度远远大于不吸烟的人。戒烟是延缓慢阻肺发展的最重要也是最有效的方法。

肺功能受损的慢阻肺患者,可以根据医生的建议吸入药物治疗。吸入支气管扩张剂是慢阻肺症状管理的中心环节,通常规律使用可以预防疾病的恶化以及控制症状,缓解日常的气急症状,改善生活质量。慢阻肺患者也可以采用各种形式的肺康复训练,通过一定的练习增加运动能力和耐力,增强呼吸肌功能,减轻呼吸困难症状,预防呼吸肌疲劳,防止发生呼吸衰竭,提高生活质量。常见的呼吸功能锻炼方式有腹式呼吸、缩唇呼吸和全身呼吸操。

慢阻肺患者的症状往往在冬季加重,由于合并感染,一些患者会因病情恶化住院治疗,甚至因为病情危重需要进 ICU 接受呼吸机治疗。反复的病情急性恶化也会造成肺组织破坏的加重,使患者肺功能下降更快,生活质量更差,影响预后,同时也会给家庭、社会造成沉重的经济负担。研究发现,接种肺炎疫苗及流感疫苗可以降低慢阻肺急性加重的风险,降低发病率及病死率。

(徐春明)